医学助记图表与歌诀丛书

医学细胞生物学助记图表与歌诀

主　编　余承高　王家顿　陈栋梁
副主编　任　波　甘　丽　袁世锦
编　委（按姓氏笔画排序）
　　　　王家顿　甘　丽　任　波
　　　　刘　畅　刘　翔　杜　鸣
　　　　余承高　陈　曦　陈栋梁
　　　　袁世锦　莫朝晖　晏汉姣

北京大学医学出版社

YIXUE XIBAO SHENGWUXUE ZHUJI TUBIAO YU GEJUE

图书在版编目（CIP）数据

医学细胞生物学助记图表与歌诀 / 余承高，王家顿，陈栋梁主编.
—北京：北京大学医学出版社，2016.10
ISBN 978-7-5659-1466-9

Ⅰ. ①医… Ⅱ. ①余… Ⅲ. ②王… ③陈… Ⅲ. ①医学
－细胞生物学－医学院校－教学参考资料 Ⅳ. ① R329.2

中国版本图书馆 CIP 数据核字（2016）第 217439 号

医学细胞生物学助记图表与歌诀

主　　编：余承高　王家顿　陈栋梁
出版发行：北京大学医学出版社
地　　址：（100191）北京市海淀区学院路 38 号　北京大学医学部院内
电　　话：发行部 010-82802230；图书邮购 010-82802495
网　　址：http://www.pumpress.com.cn
E-mail：booksale@bjmu.edu.cn
印　　刷：中煤（北京）印务有限公司
经　　销：新华书店
责任编辑：赵　欣　袁帅军　　责任校对：金彤文　　责任印制：李　啸
开　　本：787mm×1092mm　1/16　印张：8.75　字数：212 千字
版　　次：2016 年 10 月第 1 版　2016 年 10 月第 1 次印刷
书　　号：ISBN 978-7-5659-1466-9
定　　价：20.00 元

版权所有，违者必究

（凡属质量问题请与本社发行部联系退换）

前 言

医学细胞生物学是一门重要的医学基础理论课，其内容十分丰富。学习、记忆并掌握医学细胞生物学的基本知识，需要采取一些行之有效的方法。在许多辅助记忆的方法中，使用歌诀已被证明是收效显著的方法之一。以歌诀为体裁的医学著作在我国古代颇为多见，其特点是内容简要，文从语趣，富有韵律，朗朗上口，记忆入心。

在多年的教学工作中，我们体会到，总结性图表具有提纲挈领、概括性强，条理分明、逻辑性强，直观形象、易于理解，简明扼要、便于记忆等特点，通过对比分析，将知识融会贯通，从而启发思维，培养能力。将歌诀与总结性图表结合起来学习，可以收到珠联璧合、相得益彰的良好效果。有鉴于此，我们也试将医学细胞生物学的基本内容编成歌诀，并用总结性图表加以注释，旨在为广大医学生提供一种新颖、独特、有效的医学细胞生物学学习方法。

随着医学的不断发展，现在的医学书籍和教材已很难用歌诀体裁来系统描述和阐明相关知识，但我国语言博大精深，为编写医学细胞生物学歌诀提供了深厚的基础。鲁迅先生曾说："地上本没有路，走的人多了，也便成了路。"我们殷切地希望有更多的同仁和我们一道，将医学细胞生物学歌诀编写得越来越好，共同开辟出一条用歌诀的方式学习医学细胞生物学的新途径。

在华中科技大学、武汉科技大学、武汉肽类物质研究所和北京大学医学出版社等单位的大力支持和鼓励下，本书才能得以顺利出版，在此致以衷心的感谢！

为满足更多读者的需求，本书的编写参考了多种教科书，但由于我们的水平有限，错误、疏漏和不妥之处难免，敬希广大同仁和读者不吝指正。

余承高

目 录

第一章　绪论…………………………………………………………… 1

第二章　细胞的概念与分子基础………………………………………… 2

第三章　细胞生物学的研究方法………………………………………… 10

第四章　细胞膜与物质的穿膜运输……………………………………… 15

第五章　细胞的内膜系统与囊泡转运…………………………………… 23

第六章　线粒体与细胞的能量转换……………………………………… 33

第七章　细胞骨架与细胞的运动………………………………………… 40

第八章　细胞核…………………………………………………………… 51

第九章　基因信息的传递与蛋白质合成………………………………… 62

第十章　细胞连接与细胞黏附…………………………………………… 75

第十一章　细胞外基质及其与细胞的相互作用………………………… 80

第十二章　细胞的信号转导……………………………………………… 87

第十三章　细胞分裂和细胞周期………………………………………… 98

第十四章　生殖细胞与受精……………………………………………… 109

第十五章　细胞分化……………………………………………………… 113

第十六章　细胞衰老与细胞死亡………………………………………… 117

第十七章　干细胞与组织的维持和再生 125

第十八章　细胞工程 130

主要参考文献 132

第一章 绪 论

细胞生物学

医学细胞生物学，医学基础之学科。

表 1-1 细胞生物学

细胞生物学	说明
定义	细胞生物学是研究细胞的科学，它从细胞整体水平、亚显微结构水平和分子水平来研究细胞的结构与功能，探索细胞生命活动的规律
研究内容	研究细胞及细胞器的结构与功能，细胞的运动、生长、增殖、分化，细胞的衰老与死亡、遗传与变异，细胞与细胞之间的相互关系，细胞的进化，生物工程等
与医学的关系	医学细胞生物学既是医学的启蒙与基础课程，又是现代医学的前沿课程，主要阐明与医学有关的细胞生物学问题，因此，细胞生物学是现代医学的基础和支柱学科

细胞生物学发展史

细胞生物学发展，大致分为四阶段。现代技术支撑下，日新月异有进展。

表 1-2 细胞生物学发展阶段及发展趋势

发展阶段及趋势	说明
发展阶段	
细胞的发现与细胞学说的创立	16 世纪至 19 世纪中叶，显微镜的发明开创了细胞生物学研究
光学显微镜下的细胞学研究	19 世纪中叶至 20 世纪初叶，细胞研究的主要内容是应用固定和染色技术，在光学显微镜下观察细胞的形态结构及其分裂活动
实验细胞学阶段	20 世纪初叶至 20 世纪中叶，采用多种实验手段对细胞的各种生化代谢和生理功能进行研究
亚显微结构与分子水平的细胞生物学	20 世纪中叶至现在，电子显微镜的应用使细胞学研究深入到亚显微水平，分子生物学的研究进展促进了细胞生物学的形成与发展
发展趋势	21 世纪初期完成的包括人类在生物体基因组序列分析的工作，将引领细胞生物学的快速发展

第二章 细胞的概念与分子基础

一、细胞的基本概念

细胞

生命活动很奥妙,基本单位是细胞。

表 2-1 细胞是生命活动的基本单位

细胞学说	阐释
①构成有机体的基本单位	生物体都是由细胞构成的（病毒除外）
②代谢与功能的基本单位	机体的代谢活动及功能活动多以细胞为单位
③有机体生长与发育的基础	机体的生长发育也以细胞为单位
④遗传的基本单位	遗传物质主要存在于细胞核内
⑤没有细胞就没有完整的生命	生命活动的基本单位是细胞，病毒不是细胞，不能独立生存，只能寄生在其他活细胞内

原核细胞与真核细胞的比较

真核原核两比较,具体差异有不少,原核胞核无膜包,胞器骨架亦缺少。

真核核外有膜包,进化层次比较高。

表 2-2 原核细胞与真核细胞的比较

特征	原核细胞	真核细胞
细胞结构		
核膜	无	有
核仁	无	有
线粒体	无	有
内质网	无	有
高尔基复合体	无	有
溶酶体	无	有
细胞骨架	有细胞骨架相关蛋白	有
核糖体	有，70S	有，80S
基因组结构		
DNA量（信息量）	小	大
DNA分子结构	环状	线状
染色质或染色体	仅有1条DNA，DNA裸露，不与组蛋白结合，但可与少量类组蛋白结合	有2个以上DNA分子，DNA与组蛋白和部分酸性蛋白结合，以核小体及各级高级结构构成染色质与染色体
基因结构特点	无内含子，无大量的DNA重复序列	有内含子和大量的DNA重复序列

续表

特征	原核细胞	真核细胞
转录与翻译	在细胞质内同时进行	在核内转录，在细胞质内翻译
转录与翻译后大分子的加工与修饰	无	有
细胞分裂	无丝分裂	有丝分裂、减数分裂、无丝分裂
相同点：	①都有相似的细胞膜结构 ②都以DNA为遗传物质，都有相同的遗传密码 ③都以一分为二的方式进行细胞分裂而增殖 ④具有相同的遗传信息转录及翻译机制，有类似的核糖体结构 ⑤部分代谢机制相同，如糖酵解和三羧酸循环 ⑥具有相同的化学能储存机制 ⑦光合作用机制相同 ⑧膜蛋白合成和插入机制相同 ⑨都是通过蛋白酶体进行蛋白质的降解	

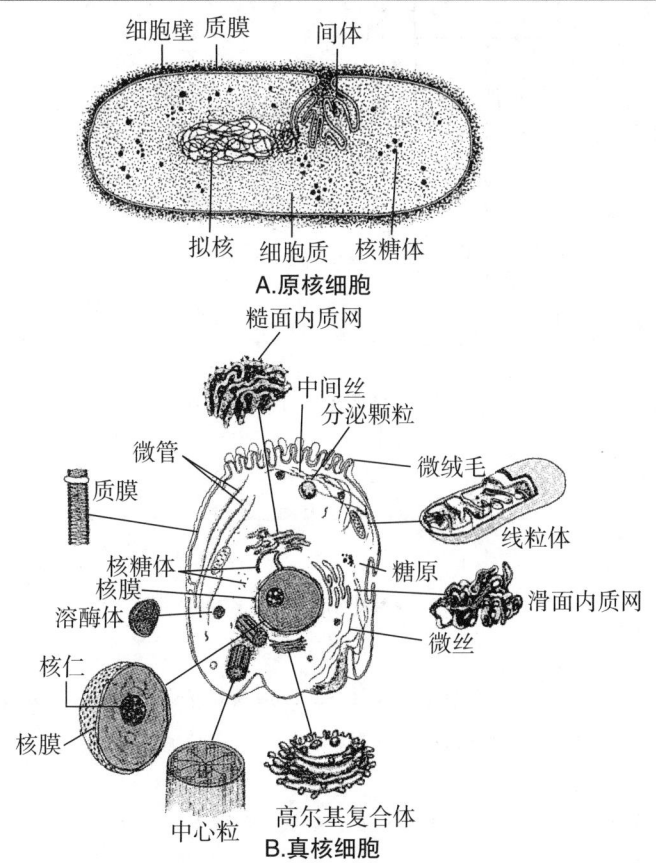

图 2-1　原核细胞（细菌，A）与真核（动物，B）细胞结构的模式图

真核细胞以膜性结构的分化为基础，出现了由膜包围的真正的细胞核，其细胞质也以膜性结构为基础，分隔为结构更精细、功能更专一的各种重要的膜性细胞器，如线粒体等；而原核细胞仅由细胞膜包绕，细胞内无被膜包绕的细胞核和膜性细胞器，这也是真核细胞与原核细胞的主要区别之一；另外，真核细胞遗传信息的复制、转录和翻译的装置和程序更加复杂

二、细胞的分子基础

（一）生物小分子

📖 **细胞的分子结构**

常见元素数十种，构成生物小分子。水氢氨与碳酸等，再构核苷糖与脂。

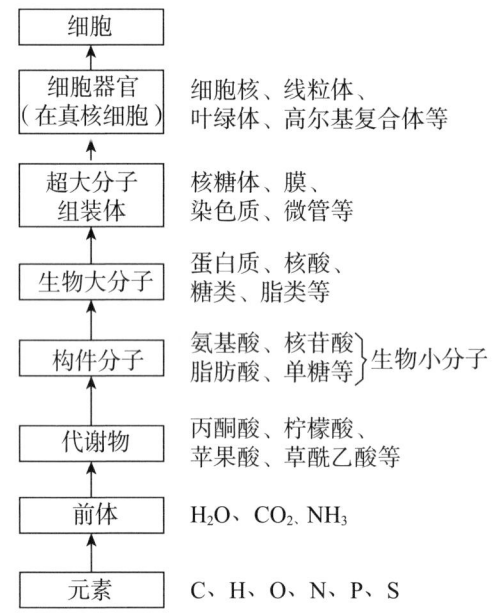

图 2-2 细胞的分子组织层次

（二）生物大分子

1. 核酸——携带遗传信息

📖 **DNA 的分子结构**

(1)

一级结构核苷链，排列顺序有特征；二级结构双螺旋，反向平行又互补；三级结构超螺旋，组装精细又致密。

(2)

脱氧多核苷酸链，两链并联双螺旋，腺胸鸟胞双双接，紧缩绞成麻花瓣。

表 2-3　DNA 分子结构及功能

项目	DNA 一级结构	DNA 二级结构	DNA 高级结构
定义	核苷酸的排列顺序	DNA 的双螺旋结构	在双螺旋结构的基础上，进一步折叠，在蛋白质参与下组装成的致密结构
结构特点	碱基的排列顺序为 3',5'-磷酸二酯键	反向、平行、互补、双链右手螺旋结构；DNA 结构的多样性	核小体、核小体卷曲及柱状结构折叠等形成超螺旋形式
稳定性的维系	磷酸二酯键	①纵向：碱基的堆积力 ②横向：配对的氢键	
功能	作为生物遗传信息复制的模板和基因转录的模板，是生命遗传繁殖的物质基础，也是个体生命活动的基础		

RNA 的结构与功能

RNA 多类型，结构功能各不同。

表 2-4　动物细胞内含有的主要 RNA 种类及功能

RNA 种类	存在部位	功能
编码 RNA		
信使 RNA（mRNA）	细胞核与细胞质，线粒体（mt mRNA）	蛋白质合成模板
非编码 RNA（ncRNA）		
持家性 ncRNA		
核糖体 RNA（rRNA）	细胞核与细胞质，线粒体（mt rRNA）	核糖体的组成成分
转运 RNA（tRNA）	细胞核与细胞质，线粒体（mt tRNA）	转运氨基酸，参与蛋白质合成
小核 RNA（snRNA）	细胞核	参与 mRNA 前体的剪接、加工
小核仁 RNA（snoRNA）	细胞核	参与 rRNA 的加工与修饰
调节性 ncRNA		
微小 RNA（miRNA）	细胞核与细胞质	基因表达调控
小干扰 RNA（siRNA）	细胞核与细胞质	介导 RNA 干扰，沉默基因转录
piRNA	哺乳动物的睾丸	参与基因表达调控，调节精子成熟发育
长链 ncRNA	细胞核与细胞质，有些表现出特定的定位模式，如存在于特定的亚细胞区室	基因表达调控，调节蛋白质活性，改变蛋白质定位等
核酶（有酶活性的 RNA）	细胞核与细胞质	催化 RNA 剪接

DNA 与 RNA 的比较

DNA，在核里，遗传信息它控制，RNA，多在质，合成蛋白传信息。mRNA 为模板，tRNA 做载体，rRNA 是车间，三者分工又统一。

表 2-5 DNA 与 RNA 性质比较

项目	DNA	RNA
名称	脱氧核糖核苷酸	核糖核苷酸
碱基组成	A、T、C、G	A、U、C、G
戊糖组成	β-D-2-脱氧核糖	β-D-核糖
磷酸	磷酸	磷酸
类型	DNA	mRNA、tRNA、rRNA 等
核苷酸/脱氧核苷酸	dATP、dTTP、dCTP、dGTP	ATP、UTP、CTP、GTP
分布部位	98% 在细胞核中 2% 在线粒体中	90% 分布于细胞质 10% 分布于细胞核
基本结构	反向平行互补双螺旋	单链无规则卷曲
与蛋白质的结合	主要与组蛋白结合	rRNA 与核糖体结合
稀有碱基	无	tRNA 含有 10%~20% 的稀有碱基
主要生物学功能	储存遗传信息	传递及表达遗传信息
理化性质	多元酸、线性高分子、黏度大、易在机械力作用下断裂	分子小，黏度小
纯品时 OD_{260}/OD_{280}	1.8	2.0
稳定性	稳定	不稳定
相同点	①分子组成：均含有碱基（A、G、C）、戊糖和磷酸 ②基本组成单位：均为单核苷酸，以 3',5'-磷酸二酯键相连形成一级结构	

2. 蛋白质——表达遗传信息

蛋白质的四级结构

一级氨酸葡萄串，二级折叠与螺旋，三级空间整条链，四级亚基抱成团。

表 2-6　蛋白质分子的结构

	一级结构	二级结构	三级结构	四级结构
定义	蛋白质分子中氨基酸的排列顺序	蛋白质主链的局部空间结构，不涉及氨基酸残基侧链构象	整条肽链中所有原子在三维空间的排布位置	肽链与肽链之间靠非共价键维系的布局和相互作用，即各亚基间的空间排布
形式	氨基酸序列	α-螺旋、β-片层	结构域	亚单位
稳定因素（化学键）	肽键（主要）、二硫键（次要）	氢键	疏水作用、离子键、氢键、范德华力	疏水作用（主要）、离子键、氢键
意义	各种蛋白质的一级结构不同，一级结构是蛋白质空间构象和特异性生物学功能的基础，但并不是决定空间构象的唯一因素	二级结构是由一级结构决定的。在蛋白质中存在2个或3个由二级结构的肽段形成的模序，发挥特殊生理功能。二级结构为短距离效应，可协同完成特定的功能	相对分子质量大的蛋白质分子常分割成1至数个结构域，分别执行不同的功能。三级结构为长距离效应，具有生物学活性	含有四级结构的蛋白质，单独的亚单位一般无生物学功能，四级结构具有协同效应

注释：脯氨酸的存在或者多个谷氨酸、天冬氨酸的存在都会干扰α螺旋的形成。

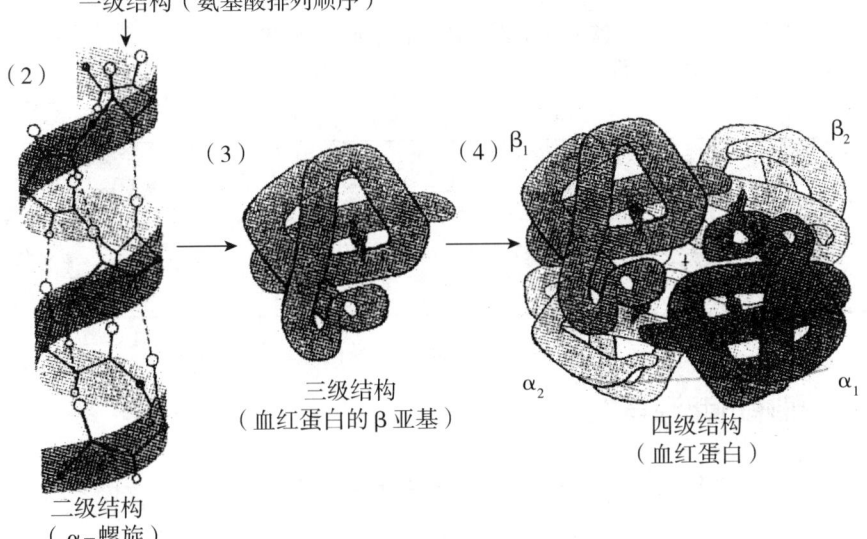

图 2-3　蛋白质的四种结构层次

并不是所有蛋白质的结构都具有4个层次，有的蛋白质结构止于二级结构，有的止于三级结构，有的止于四级结构

蛋白质与核酸的比较

比较核酸与蛋白,结构组成差别大。

表 2-7 蛋白质与核酸的比较

比较项目	蛋白质	核酸
组成单位	氨基酸	核苷酸
组成单位的种类	20种氨基酸	A、G、C、T(DNA) A、G、C、U(RNA)
连接方式	肽键	磷酸二酯键
一级结构	氨基酸排列顺序(主链骨架单位Ca-Co-N-)(侧链:AA侧链基团)	碱基序列(骨架单位:磷酸-核糖)[碱基:AGCT(U)]
空间结构	二、三、四级结构	双螺旋、超螺旋、蛋白质-核酸的非共价结合
功能	生命活动中各种功能的直接执行者(功能大分子)	遗传信息的储存、传代、表达,决定蛋白质的结构(遗传大分子)

3. 多糖——存在于细胞膜表面和细胞间质中

多糖的种类及功能

多糖种类有多种,结构功能不相同。

表 2-8 多糖的种类及功能

项目	说明
种类	糖原、糖蛋白、蛋白聚糖、糖脂、脂多糖等
功能	复合糖中糖链结构提供了大量信息,糖链在构成细胞抗原、细胞识别、细胞黏附及信息转导中起重要作用

三、细胞的起源与进化

细胞的起源与进化

细胞起源与进化,从无到有真奇妙。分子无机到有机,由简到繁步步高。

形成多聚复合体,有膜包绕成细胞。原核进化到真核,单C变成多细胞。

表 2-9　细胞的起源与进化

细胞进化历程	说明
地球上原始生命的诞生	①从无机小分子物质形成有机小分子物质 ②从有机小分子物质形成生物大分子物质 ③从生物大分子物质组成多分子体系 ④从多分子体系演变为原始生命
原始细胞的形成	①具有自我复制能力的多聚体的形成 ②膜的出现与原始细胞的诞生
原核细胞向真核细胞的演化	①分化起源学说：内部结构的分化和自然选择的过程 ②内共生学说：原始厌氧菌吞入需氧菌演化为真核细胞
单细胞生物向多细胞生物的进化	单细胞聚集成群体→细胞分化→整体

细胞起源与进化时间表

细胞起源与进化，从无到有长时间。三十八亿年之前，原始细胞才出现。

表 2-10　推断的细胞起源与进化时间表

年代（距今）	发生事件
45 亿年	地球形成
44 亿年	海洋出现
38 亿年	生命出现（原始生命体、原始细胞形成）
35 亿年	蓝细菌形成（原核细胞、需氧）
15 亿年	真核细胞形成
12 亿年	多细胞生物形成（藻类）

第三章 细胞生物学的研究方法

一、显微镜技术

细胞太小看不清，观察需用显微镜。显微镜分多种，各有特点不相同。

表 3-1 显微镜技术

显微镜技术	特点
光学显微镜技术	
普通光学显微镜	常用于细胞的基础研究
荧光显微镜	可以呈现强反差的彩色图像
相差显微镜	通常用于观察活细胞
暗视野显微镜	通过散射光成像，观察物体的轮廓
显微电影摄影术	能记录细胞或细胞器的运动过程
激光共聚焦扫描显微镜	可提供高清晰的彩色三维图像
电子显微镜技术	
透射电子显微镜	用于观察细胞的超微结构
扫描电子显微镜	可获取生物样品的三维图像
纳米显微镜技术	
扫描隧道显微镜	可直接观察大分子的三维结构
原子力显微镜	可对单个分子进行操控
超分辨光学显微技术	可使光学显微镜分辨率达 30～50 nm

光学显微镜与电子显微镜

光镜放大近千倍，电镜可达十万倍。电镜技术要求高，光镜使用较简便。

表 3-2 光学显微镜与电子显微镜的比较

项目	光学显微镜	电子显微镜
照明光源不同	可见光，波长长	电子枪发出的电子流，波长短
透镜不同	物镜是由毛玻璃制成的聚光镜、物镜和目镜	物镜是电磁透镜，共有 3 组，作用与光镜中的聚光镜、物镜和目镜相似

续表

项目	光学显微镜	电子显微镜
原理不同	呈现被检物体的不同结构对吸收光线多少的不同所造成的亮度差	①成像原理：电子束作用在被检物体后，经过电磁透镜的放大作用反映到荧光屏上或在感光胶片上成像 ②电子浓度差别产生的机制：电子束作用于被检样品时，电子与物质原子发生碰撞，产生散射，样品的不同部位对电子产生的散射角度不同
标本的制备方法不同	程序相对简单，对技术要求不高，需要特殊处理的步骤不多	程序较复杂，在取材、固定、脱水和包埋等环节需要特殊试剂和特殊操作，需要制备超薄切片
分辨率	较低	高
使用	简便，费用低，可观察活细胞	技术要求高，费用高，不能观察活细胞

光学显微镜及电子显微镜下动物细胞结构的描述

光镜电镜观细胞，结构名称要记牢。

表3-3　光学显微镜及电子显微镜下动物细胞结构的分类

光学显微镜下	电子显微镜下
细胞膜：质膜 细胞质：线粒体、高尔基复合体、中心体、胞质溶胶 细胞核：核膜、核仁、染色质（染色体）、核基质	膜相结构：线粒体、高尔基复合体、内质网、溶酶体、微体（过氧化物酶体）、核膜 非膜相结构：核糖体、中心体、微管、微丝、中间丝、胞质溶胶、核仁、染色质（染色体）、核基质

二、细胞的分离和培养

研究细胞需分离，研究才能更仔细。分离方法分三类，纯度有高也有低。

表3-4　不同类型细胞的分离

分离方法	特点
利用物理学和生物学特性分离	可简单有效地分离和筛选细胞
流式细胞术	能精确分选荧光标记的细胞
免疫磁珠法	可获得高纯度细胞

表 3-5　差速离心与密度梯度离心的比较

	差速离心	密度梯度离心
不同点	①通常用于分离细胞器和较大的颗粒 ②分离颗粒比介质密度大 ③介质形成密度梯度	①可用于分离细胞器和较大的颗粒，也能用于分离小颗粒和大分子物质 ②分离颗粒密度小于介质密度 ③介质形成密度梯度，颗粒从顶层下降到与其密度相等的介质层并停留在此层
相同点	二者都是依靠离心力对细胞匀浆中的颗粒进行分离的技术	

细胞培养

要获大量同类C，要用细胞培养基。原代培养与传代，两种方式有差异。

表 3-6　原代培养与传代培养的比较

项目	原代培养	传代培养
不同点		
目的	为了从活体组织中得到某种组织细胞	为了避免因生存空间不足或密度过大而引起的细胞营养障碍，进而导致细胞生长受限
细胞来源	来源于活体组织	来源于原代培养获得的细胞系
方法步骤	有取材的过程	无取材的过程
相同点	①都是细胞培养的方法 ②不论是原代细胞还是传代细胞，一般都不保持体内原有的细胞形态，而是分为两种基本形态：成纤维样细胞和上皮样细胞。此外，还有一些可移动的游走细胞	

三、细胞组分的分离和纯化技术

研究细胞之组分，分离纯化是前提。相应技术有多种，根据需要来确定。

表 3-7　细胞组分的分离和纯化技术

分离纯化技术	特点
细胞裂解	
物理学方法	可避免损伤亚细胞结构
去垢剂	能溶解细胞的膜性结构，常用于细胞裂解
尿素、盐酸胍等离液剂	对蛋白和膜脂有较强的变性作用

续表

分离纯化技术	特点
细胞器及细胞组分分级分离	
差速离心法	用于分离体积、质量差别较大的颗粒
速度沉降法	可分离沉降系数不同的颗粒
平衡沉降法	可分离密度不同的颗粒
非细胞体系	可确定各种细胞器及其他细胞成分的功能
蛋白质的分离与鉴定	
层析法	可纯化蛋白质
电泳法	可分析、鉴定蛋白质
核酸的分离与鉴定	
差速离心沉淀	核酸分离纯化的常用方法
凝胶电泳	核酸分离鉴定的主要方法

四、细胞化学和细胞内分子示踪技术

细胞化学和分子，示踪技术有多种。

表 3-8　细胞化学和细胞内分子示踪技术

常用技术	用途
酶细胞化学技术	检测酶的分布及活性
免疫细胞化学技术	定性定位生物活性大分子
放射自显影技术	能显示被标记物在组织、细胞内的位置、数量及变化
活细胞内分子示踪	
离子探针	能进行细胞内离子的实时检测
绿色荧光蛋白	可显示特定蛋白质在细胞内的定位
荧光共振能量转移	可实时观察细胞内蛋白质与蛋白质的相互作用
单分子示踪	可用于研究活细胞内大分子的行为及功能

五、细胞功能基因组学研究技术

研究功能基因组,方法众多不用愁。

表 3-9 细胞功能基因组学研究技术

研究技术	应用
基因表达的定量分析	
印迹杂交技术	是定量检测基因表达变化的基本方法
原位杂交术	可提供基因表达的时空信息
荧光实时定量 PCR 技术	是检测基因表达变化的常规方法
基因表达的上调和下调技术	
外源性基因在细胞中的过表达	是上调基因表达的主要方式
RNA 干扰技术	是下调基因表达的常用方法
蛋白质相互作用的研究技术	
免疫沉淀	可验证蛋白质-蛋白质相互作用
酵母双杂交	用于筛选存在相互作用的蛋白质
噬菌体展示	可筛选存在相互作用的蛋白质
蛋白质与核酸相互作用的研究技术	
染色质免疫沉淀技术	研究 DNA 与蛋白质的相互作用
紫外交联免疫沉淀技术	研究 RNA 与 RNA 结合蛋白的相互作用
生物芯片技术	
基因芯片	可获取样本分子的数量和序列信息
蛋白质芯片	可对样本中靶蛋白分子进行高通量检测
蛋白质组学技术	研究不同组织细胞中蛋白质的表达谱
高通量测序技术	可对 DNA 测序
模式动物个体水平的基因操作技术	可对动物进行体内研究

第四章 细胞膜与物质的穿膜运输

一、细胞膜的化学组成与生物学特性

胞膜组成源于本,蛋白糖脂三成分。

表 4-1 细胞膜的化学组成

细胞膜的化学组成	说明
膜脂	构成细胞膜的结构骨架
磷脂	是膜脂的主要成分
胆固醇	能够稳定细胞膜和调节膜的流动性
糖脂	主要位于膜的非胞质面
膜蛋白质	以多种方式与脂双分子层结合
膜内在蛋白质	又称为穿膜蛋白
膜外在蛋白质	又称为周边蛋白
脂锚定蛋白质	又称为脂连接蛋白
膜糖类	覆盖在细胞膜表面

细胞膜的生物学特性

膜的结构不对称,细胞膜有流动性。

表 4-2 细胞膜的生物学特性

细胞膜特性	说明
细胞膜的不对称性	决定膜功能的方向性
膜脂的不对称性	膜脂成分在膜内外两层分布不均匀,使膜具有不同的特性和功能
膜蛋白的不对称性	保证膜功能的方向性和生命活动的高度有序性
膜糖的不对称性	保证膜功能的方向性和生命活动的高度有序性
细胞膜的流动性	是膜功能活动的保证
脂质双层为液晶态二维流体	既具有固体分子排列的有序性,又具有液体的流动性
膜脂质分子有多种运动方式	如侧向扩散、翻转运动、旋转运动、弯曲运动
多种因素影响膜脂流动性	如脂肪酸链的饱和程度和长度、胆固醇的含量、卵磷脂与鞘磷脂比值、膜蛋白的影响等
膜蛋白的运动性	膜蛋白可进行侧向扩散、旋转运动等

细胞膜的分子结构模型

胞膜结构很复杂,结构模型有四种。分子结构分两层,"液态镶嵌模型"论。

表 4-3 细胞膜的分子结构模型

细胞膜结构模型	基本要点	特点
片层模型	细胞膜的两层磷脂分子中,分子的疏水烃链在膜的内部彼此相对,而分子的亲水端则朝向膜的外表面,球形蛋白质分子附着在脂质双层的内外侧表面,形成蛋白质-磷脂-蛋白质三层夹板式结构	将膜的分子结构与生物膜的理化性质联系起来
单位膜模型	所有生物膜都有相似的结构,暗线厚约 2 nm 厚,明线厚约 3.5 nm。脂质双层构成膜的主体,构成暗带,脂类分子的疏水尾部向内构成明线。蛋白质通过静电作用与磷脂极性端相结合	提出了膜的共性,但无法说明膜动态变化和功能
流动镶嵌模型	细胞膜以脂质双层为基本骨架,其中镶嵌着具有不同功能的球形蛋白质	不能说明具有流动性的质膜在变化过程中怎样保持膜的相对完整性和稳定性
脂筏模型	脂筏是膜脂质双层内含有由特殊脂质和蛋白质组成的微区;这些区域比较厚,更有秩序且较少流动;存在于质膜和高尔基复合体膜上,其上有载体蛋白;脂质双层具有不同的脂筏结构	对膜的结构和功能的认识更加深化

注释:液态镶嵌模型是被普遍接受的模型。

细胞膜的结构与功能

脂质双层细胞膜,脂不饱和能流动;分隔细胞内和外,保护胞内各成分;
嵌有多种蛋白质,膜的功能更加增;膜上各种转运体,物质跨膜能转运;
钾钠离子跨膜流,产生电流得兴奋;膜上受体蛋白质,结合配基起效应;
胞外信息小分子,与膜作用传信息;膜外蛋白有糖基,可作细胞标志物;
膜的内侧有肌丝,使膜可以缩与舒;细胞分裂或分化,均需胞膜来参与。

表 4-4　细胞膜的结构与功能

项目	要点	说明
结构	脂质双层 （液-晶态镶嵌）	以脂质双分子层为细胞膜基本骨架并呈液态，其中镶嵌有不同功能的晶态蛋白质
功能	屏障保护	细胞膜在细胞内容物和细胞环境之间起屏障保护作用
	物质转运	膜上含有通道、载体、离子泵等起转运作用的物质
	兴奋	产生动作电位
	识别与通讯	信息与受体结合，触发生理效应，传递信息
	免疫	抗原与抗体反应
	收缩	例如：血小板膜内表面有α-辅肌纤蛋白可收缩
	繁殖	例如：细胞分裂、繁殖、分化、癌变等

二、小分子物质和离子的穿膜运输

（一）膜的选择性通透和简单扩散

二氧化碳氧气等，脂溶性物易穿膜，不需帮助自能行，简单扩散来通过。

表 4-5　人工脂双层对不同溶质的相对通透性

溶质	举例	膜通透性	说明
小分子气体	O_2、CO_2、N_2	很容易通透	这类物质穿膜运输称为简单扩散
不带电荷的极性小分子	H_2O、尿素	较容易通透	（水还可经水通道快速转运）
不带电荷的极性大分子	葡萄糖、蔗糖	很难通透	
离子（带电荷、水溶性）	H^+、Na^+、K^+、Ca^{2+}、Cl^-、Mg^{2+}	基本不通透	

（二）膜运输蛋白介导的穿膜运输

📖 易化扩散——载体和通道蛋白介导的被动运输

水溶性的小分子，不能穿过细胞膜。需要载体或通道，协助运输可通过，不需消耗 ATP，由高向低穿过膜。

📖 离子通道

离子通道四类型：电压化学应力性，三者活动有门控，还有渗透第四名。

表 4-6 主要的离子通道类型

离子通道	典型位置	功能
电压门控 Na^+ 通道	神经细胞轴突质膜	产生动作电位
电压门控 K^+ 通道	神经细胞轴突质膜	在一个动作电位之后使膜恢复静息电位
电压门控 Ca^{2+} 通道	神经终末的质膜	激发神经递质释放（将电信号转换为化学信号）
乙酰胆碱 Na^+ 和 Ca^{2+} 通道*	神经-肌接头处质膜	在靶细胞将化学信号转换为电信号
GABA 门控 Cl^- 通道*	许多神经元的突触处质膜	抑制性突触信号
应力激活阳离子通道	内耳听觉毛细胞	感受声波振动
K^+ 渗漏通道	大多数动物细胞膜	维持静息膜电位

注释：*化学门控通道。其中，水通道能快速转运水分子。

主动运输——载体蛋白（泵蛋白）逆浓度梯度的主动运输

ATP（驱动）泵有四种，都是穿膜蛋白质。主动转运泵蛋白，必须消耗 ATP，这种方式很重要，可以逆向来运输。

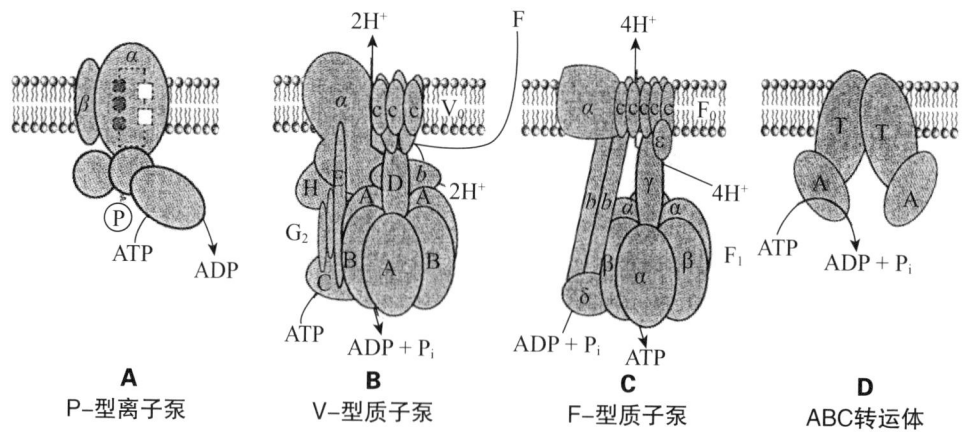

A P-型离子泵　　**B** V-型质子泵　　**C** F-型质子泵　　**D** ABC转运体

图 4-1　4 种类型 ATP 驱动泵模式图

表 4-7 ATP 驱动泵

类型	结构及功能特点	举例
P-型离子泵	为穿膜蛋白，具有 ATP 结合位点。水解 ATP 而自身磷酸化，利用 ATP 水解释放的能量，将离子从膜的低浓度侧向高浓度侧转运	Na^+-K^+ 泵、Ca^{2+} 泵、H^+-K^+ 泵等
V-型质子泵	由多个穿膜和细胞质侧亚基组成，能利用 ATP 水解供能。H^+ 从胞质溶胶逆电化学梯度转运到细胞器或囊泡中	网格蛋白有被小泡、内体、溶酶体、高尔基复合体、分泌泡、膜上的 H^+ 泵
F-型质子泵	为穿膜蛋白，能使 H^+ 顺浓度梯度运动，所释放的能量使 ADP 转化成 ATP，偶联质子转运和 ATP 合成	线粒体内膜上的质子泵
ABC 转运体	是一类以 ATP 供能的运输蛋白，有底物特异性，是哺乳类细胞膜上磷脂、胆固醇、肽、亲脂性药物和其他小分子的运输蛋白	多药抗性运输蛋白（MDR）

Na^+-K^+ 泵（Na^+-K^+-ATP 酶）

Na^+-K^+ 泵耗 ATP，驱 Na^+ 摄 K^+ 真积极。

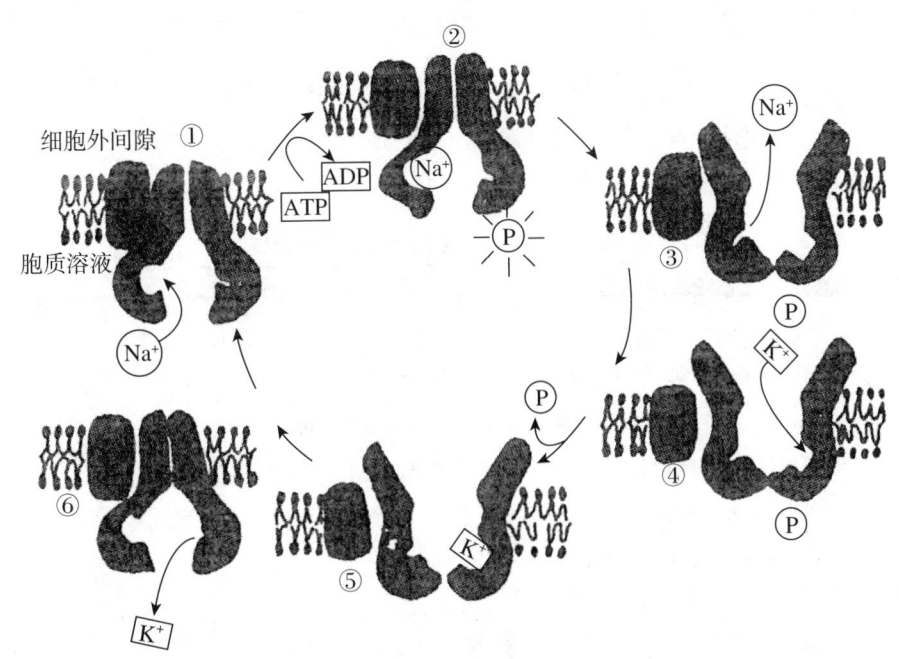

图 4-2 Na^+-K^+-ATP 酶活动模型

Na^+-K^+-ATP 酶转运 Na^+、K^+ 的机制如下：① Na^+ 结合到酶上 → ② 酶磷酸化 → ③ 酶构象变化，Na^+ 释放到胞外 → ④ K^+ 与酶蛋白质结合 → ⑤ 酶去磷酸化 → ⑥ 酶构象恢复至原始状态，K^+ 释放到细胞内

Na$^+$-K$^+$ 泵的生理功能

主动转运钠钾泵,驱钠摄钾有作用:保持细胞内高钾,正常代谢有保证;
维持细胞内低钠,细胞形态方稳定;钠钾离子跨膜流,能够产生生物电;
其他物质主动运,借助钠泵才能行。

表 4-8 Na$^+$-K$^+$ 泵的生理功能

作用	生理意义
维持细胞内高 K$^+$	细胞内的高 K$^+$ 环境是细胞进行正常代谢活动的必要条件
使细胞外高 Na$^+$、细胞内低 Na$^+$	在维持细胞质的渗透压和细胞的正常形态、保持正常的体液量方面有重要作用
产生生物电的基础	使细胞内、外离子分布不均匀,是可兴奋细胞产生兴奋性的基础,K$^+$ 外流能产生静息电位;Na$^+$-K$^+$ 泵的生电性活动可影响静息电位的数值;Na$^+$ 内流可产生动作电位
为其他物质的主动转运提供能量	细胞外的高 Na$^+$ 环境使 Na$^+$ 具有进入细胞内的势能储备,供细胞其他耗能过程利用,可用于完成某些物质的继发性主动转运,例如:① Na$^+$-Ca^{2+} 交换在维持细胞内液 Ca^{2+} 浓度的稳定中起重要作用;②细胞内代谢产生的 H$^+$ 通过 Na$^+$-H$^+$ 交换被排出细胞外,Na$^+$-K$^+$ 泵为 Na$^+$-H$^+$ 交换提供动力,从而维持细胞内 pH 的稳定;③葡萄糖、氨基酸的主动重吸收也需要 Na$^+$-K$^+$ 泵的活动

协同运输——继发性主动转运

某些物质逆向运,需借钠泵来帮助,与钠内流相偶联,钠泵再将钠泵出。
主动转运需耗能,则由钠泵来支付,好比出门搭便车,是由车主出油钱。

表 4-9 体内几种重要的继发性主动转运

分类	转运体	功能及意义
共运输	Na$^+$-葡萄糖协同转运蛋白	小肠黏膜和肾小管上皮细胞对葡萄糖、氨基酸的吸收和重吸收
	Na$^+$-氨基酸协同转运蛋白	
	Na$^+$-K$^+$-2Cl$^-$ 协同转运蛋白	肾小管髓袢升支粗段重吸收 Na$^+$、K$^+$、Cl$^-$
	I$^-$-2Na$^+$ 协同转运蛋白	甲状腺滤泡细胞摄取碘的方式,参与甲状腺激素的合成
	Na$^+$-胆碱协同转运蛋白	神经末梢从突触间隙重摄取神经递质
	2Na$^+$-谷氨酸协同转运蛋白	
对向运输	Na$^+$-H$^+$ 交换载体	防止细胞内液酸化
	Na$^+$-Ca^{2+} 交换载体	维持细胞内 Ca^{2+} 稳态
	Cl$^-$-HCO$_3^-$ 交换器	维持细胞内外电平衡

注释:继发性主动转运的膜转运蛋白不具有 ATP 酶活性,不能直接获取逆浓度转运物质的生物能,需借助原发性主动转运所建立的离子浓度差(多数是膜两侧的 Na$^+$ 浓度差)进行转运。被转运的物质穿膜运输的方向可分为共运输和对向运输两种形式。

表 4-10　主要的载体蛋白类型

载体蛋白	位置	能量来源	功能
葡萄糖易化扩散运输蛋白	大多数动物细胞的质膜	无	被动运输葡萄糖
Na^+ 驱动的葡萄糖运输蛋白	肾与肠上皮细胞顶部质膜	Na^+ 梯度	主动运输葡萄糖
Na^+-H^+ 交换器	动物细胞膜	Na^+ 梯度	输出 H^+，调节细胞内 pH
Na^+-K^+ 泵（Na^+-K^+-ATP 酶）	大多数动物细胞膜	ATP 水解	主动输出 Na^+，输入 K^+
Ca^{2+} 泵（Ca^{2+}-ATP 酶）	真核细胞膜	ATP 水解	主动运输 Ca^{2+}
H^+ 泵（H^+-ATP 酶）	动物细胞溶酶体膜等	ATP 水解	从细胞质中主动输入 H^+

三、大分子和颗粒物质的穿膜运输

大分子的团块物，进出细胞较特殊。进入胞内称胞吞，分为吞噬和吞饮，排出胞外称胞吐，均需耗能属主动。

表 4-11　大分子和颗粒物质的穿膜运输

分类	说明
胞吞作用	
吞噬作用	是细胞摄入颗粒物质的过程
胞饮作用	是细胞吞入液体和可溶性物质的过程
受体介导的胞吞	能提高摄取特定物质的效率，例如： ①有被小窝和有被小泡的形成 ②无被小泡形成并与内体融合 ③受体介导的 LDL（低密度脂蛋白）胞吞作用
胞吐作用	
连续性分泌	是不受调节持续不断的细胞分泌
受调分泌	是细胞外信号调控的选择性分泌，如激素、酶、神经递质的分泌

表 4-12　细胞膜物质转运形式（小结）

转运形式	转运物	耗能	方向	特征
单纯扩散	O_2、CO_2、NH_3、类固醇激素	不需另外耗能	顺浓度差	扩散量取决于被转运物质浓度差与膜的通透性
通道中介易化扩散	离子（Na^+、K^+、Ca^{2+}）	依靠离子浓度差和电势差	顺浓度差	①借助于膜上蛋白质的变构作用形成水相通道 ②相对特异性

续表

转运形式	转运物	耗能	方向	特征
载体中介易化扩散	氨基酸、葡萄糖	间接耗能	顺浓度差	①借助于膜上载体蛋白 ②高度特异性 ③饱和性 ④竞争性抑制
原发性主动转运	离子移出胞膜外，离子移入胞膜内	直接分解ATP提供能量	逆浓度差	①借助于膜上具有酶活性的特殊蛋白质（泵） ②高度特异性 ③易受理化因素影响
继发性主动转运	葡萄糖、氨基酸在肾小管和小肠的吸收，神经末梢在突触间隙摄取肽类神经递质	间接	逆浓度差	逆浓度梯度或电位梯度，必须间接消耗能量
入胞	大分子或团块物质	间接	入胞	借助于细胞膜变形及复杂的结构变化
出胞	大分子或团块物质	间接	出胞	借助于细胞膜变形及复杂的结构变化

四、细胞膜异常与疾病

胞膜具有功能蛋白质，蛋白异常可致病。

表4-13 细胞膜异常与疾病

细胞膜异常	可能引起的疾病举例
载体蛋白异常	胱氨酸尿症——载体蛋白异常性疾病 肾性糖尿——葡萄糖载体蛋白异常性疾病
离子通道蛋白异常	囊性纤维化
膜受体异常	家族性高胆固醇血症——LDL受体异常

第五章 细胞的内膜系统与囊泡转运

单位膜的特点及意义

脂质双层单位膜,结构功能有特征,胞膜各种细胞器,均由单位膜构成。

表 5-1 单位膜的特点及意义——在细胞中广泛分布和应用

单位膜的特点	说明
在水中结构稳定	单位膜是脂质双层膜,在水中不被溶解破坏
屏障分隔作用	有利于实现细胞内结构区室化(图 5-1)
提供巨大的表面积	能为细胞内的生物大分子提供定位和活动空间而不互相干扰
易于组装或改造	易嵌入多种蛋白质,赋予膜相结构执行相应的功能活动
易于制造	单位膜组成材料易于摄取、制造或更新

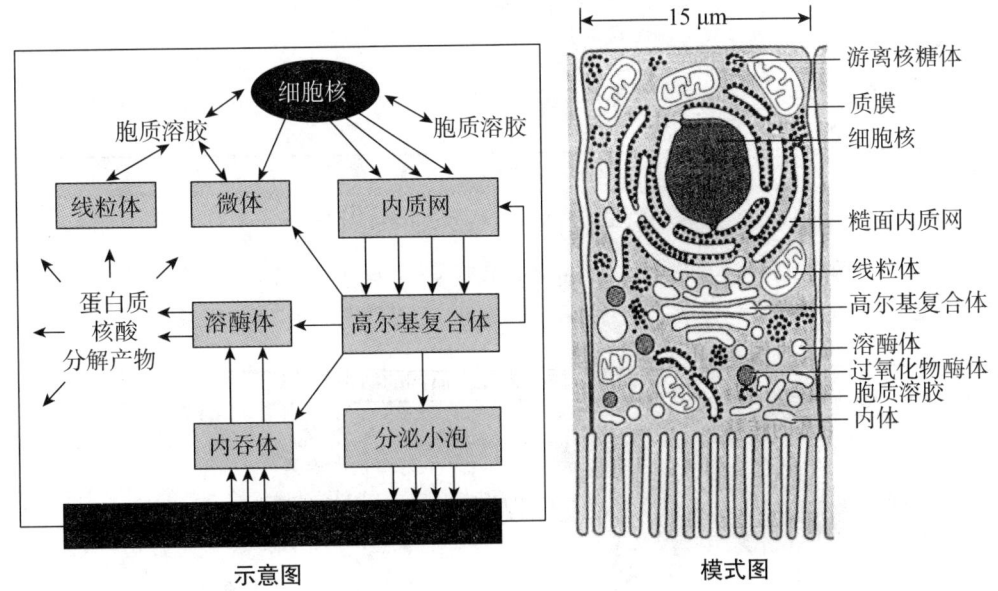

图 5-1 细胞内房室化示意图

细胞的内膜系统

各种膜性细胞器,共同组成内膜系,胞内结构区室化,代谢活动有秩序,酶促反应易调节,活动协调又统一。

表 5-2　细胞的内膜系统

内膜系统	说明
定义	内膜系统是真核细胞内在结构、功能及发生上有一定联系的膜组成的细胞器
组成	内质网、高尔基复合体、溶酶体、过氧化物酶体、核膜等
功能	①使细胞内部区室化，增大表面面积，提高代谢效率 ②合成蛋白质和分选输送蛋白质

一、内质网

内质网是膜性器，糙面光面两类型。脂质构成质网膜，功能依靠蛋白质。

表 5-3　内质网

内质网	说明
形态结构	内质网是细胞质内由单位膜围成的三维网状膜系统，其基本结构单位是由单位膜组成的小管、小泡或扁囊
类型	①糙面内质网：表面有核糖体附着 ②光面内质网：表面光滑的管泡状网状结构 ③某些特殊组织细胞中存在内质网衍生的异型结构
化学组成	①脂类和蛋白质是内质网的主要化学组分 ②内有多种酶蛋白，其标志酶为葡萄糖-6-磷酸酶 ③网质蛋白：如免疫球蛋白重链结合蛋白、内质蛋白、钙网蛋白、钙连蛋白、蛋白质二硫键异构酶等

糙面内质网与光面内质网

糙面质网含颗粒，颗粒就是核糖体，能够合成蛋白质，进行加工和修饰。

光面质网无颗粒，参与脂质之合成，糖原代谢及解毒，肌C贮钙能完成。

表 5-4　糙面内质网与光面内质网的结构与功能

项目	糙面内质网	光面内质网
别名	颗粒内质网	无颗粒内质网
形态特点	多呈排列整齐的扁平囊状，其网膜胞质面有核糖体附着	呈光滑的管、泡样网状结构，无核糖体附着
位置	靠近细胞核或核仁附近	位于糙面内质网外侧
分布	在具有肽类激素或蛋白分泌功能的细胞中高度发达	不同的细胞及同一细胞的不同生理时期，其分布及发达程度差异很大
功能	①进行蛋白质的合成、加工修饰、分选及转运 ②蛋白质分选的起始部位 ③参与膜脂的合成	①参与脂质的合成与转运 ②参与糖原的代谢 ③是细胞解毒的主要场所 ④是肌细胞 Ca^{2+} 的储存场所 ⑤与胃酸、胆汁的合成与分泌密切相关

二、高尔基复合体

高尔基体膜性囊,囊泡排列有极性。糖基转移酶标志,胞膜内质网联系。
物质加工及合成,蛋白运输及分泌。

表 5-5 高尔基复合体

高尔基复合体	说明
形态结构	①由 3 种不同类型的膜性囊泡组成:扁平囊泡、小囊泡和大囊泡 ②具有显著的极性:顺面高尔基网靠近内质网一侧;反面高尔基网朝细胞膜一侧,夹在二者之间的是高尔基中间膜囊(图 5-2) ③在不同组织细胞中呈现不同的分布形式
化学组成	①基本组分是脂类 ②含有以糖基转移酶为标志的多种酶蛋白体系
功能	①是细胞内蛋白质运输分泌的中转站 ②是细胞内物质加工合成的重要场所:能进行糖蛋白的加工合成,蛋白质的水解加工等 ③是细胞内蛋白质的分选和膜泡定向运输的枢纽

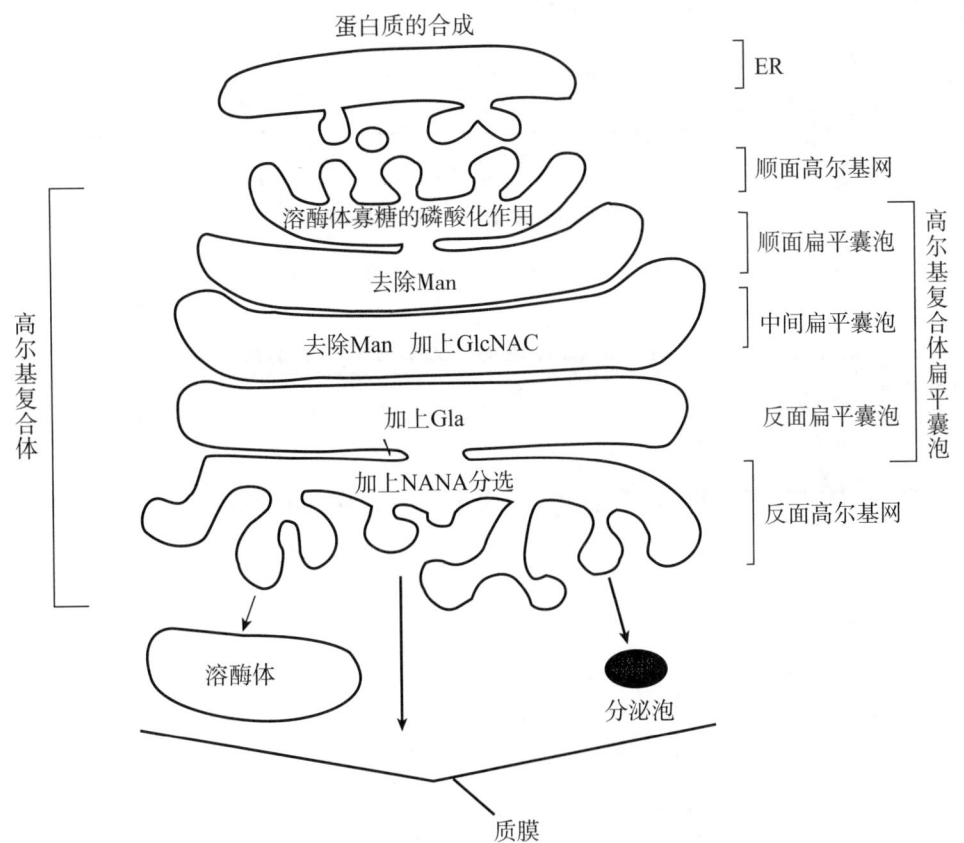

图 5-2 高尔基复合体的功能区隔化(或称区室化)示意图

三、溶酶体

溶酶体含水解酶，具有高度异质性。根据形成分三级，内体吞噬两类型。
它是细胞消化器，防御保护建奇勋。

表5-6 溶酶体

溶酶体	说明
形态结构	①是一种具有高度异质性的膜性结构细胞器：由一层单位膜包裹形成的囊状小体 ②含多种水解酶，其标志酶是酸性磷酸酶；膜上含有特异性整合蛋白，防止溶酶体酶对自身膜的消化分解；膜上含有质子泵，以保持囊腔内酸性环境 ③溶酶体膜糖蛋白家族具有高度同源性
类型分级	①初级溶酶体：刚产生的无活性的溶酶体 ②次级溶酶体：消化泡（分自噬溶酶体、异噬溶酶体、吞噬溶酶体三种类型） ③三级溶酶体：后溶酶体或终末溶酶体——残余体
形成与成熟过程	①内体性溶酶体是由运输小泡和晚期内体合并形成的 ②吞噬性溶酶体是内体性溶酶体与来源于细胞内外的作用底物融合形成的
功能	①分解细胞内外的物质及清除衰老、残损的细胞器 ②具有物质消化与细胞营养功能 ③是机体防御保护功能的组成部分 ④参与某些腺组织细胞分泌过程的调节 ⑤在生物个体发生发育过程中起重要作用

溶酶体含多种酸性水解酶

溶酶体含多种酶，它是细胞消化器。

表5-7 溶酶体含有的主要酶类及其作用底物

酶的种类	作用底物
内肽酶、外肽酶、胶原酶、顶体酶	多肽链
糖胺酶、糖基化酶	糖蛋白
磷蛋白磷酸化酶	磷蛋白
酸性麦芽糖酶	糖原
内糖苷酶、外糖苷酶、溶菌酶、硫酸酶	蛋白聚糖
芳基硫酸酶A、N-脂酰鞘胺醇酶、糖苷酶	糖脂
三酰甘油酯酶、胆碱酯酶	神经脂
磷脂酶、磷酸二酯酶	磷脂
核酸酶、核苷酸酶、核苷酸硫酸化酶、焦磷酸酶	核酸与核苷酸

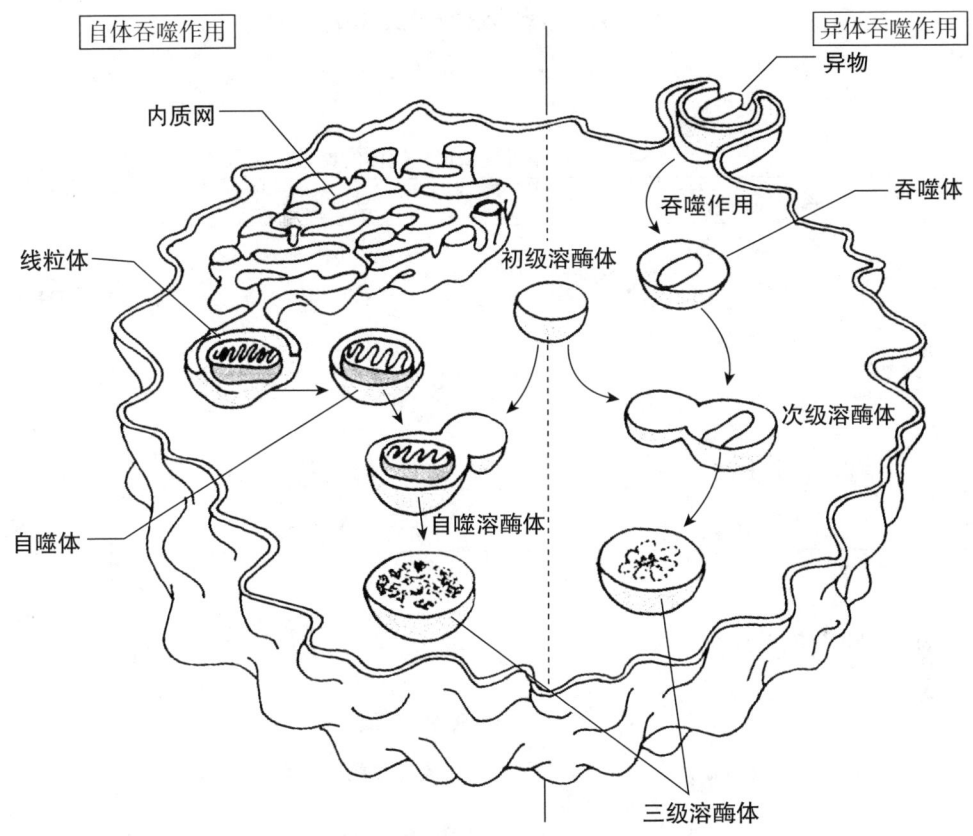

图 5-3 溶酶体功能类型转换关系的示意图

四、过氧化物酶体

过氧化氢酶标志,称为过氧化酶体;脂酸氧化及代谢,解毒调节氧张力。

表 5-8 过氧化物酶体

过氧化物酶体	说明
基本理化特性	①是一类具有高度异质性的膜性囊状细胞器 ②过氧化物酶体膜具有较高的物质通透性 ③含有以过氧化氢酶为标志的 40 多种酶,分为 3 类:氧化酶类、过氧化氢酶类和过氧化物酶类
功能	①解毒作用:能有效清除细胞代谢过程中产生的过氧化氢及其他毒物 ②调节细胞内氧张力,使细胞免受高浓度氧的损害 ③进行脂肪酸的氧化,参与细胞代谢活动 ④参与含氮物质的代谢 ⑤其他功能:过氧化物酶体还具有再生氧化型辅酶Ⅰ(NAD^+)及参与核酸及糖代谢的作用

溶酶体与过氧化物酶体的比较

过氧酶体溶酶体,结构功能有差异。

表 5-9 溶酶体与过氧化物酶体的比较

比较项目	溶酶体	过氧化物酶体
形态	无酶结晶	常有酶晶体
酶种类	酸性水解酶	氧化酶、过氧化氢酶、过氧化物酶
pH	5.0 左右	7.0 左右
是否需氧	不需要	需要
功能	细胞内消化	多种功能
发生	在内质网中合成,经高尔基体出芽形成	在细胞质中合成,经分类装配形成
标志酶	酸性磷酸酶	过氧化氢酶

五、信号肽学说

信号肽学说基本要点

胞内各种蛋白质,多在内质网制造,定向运输到靶位,需要信号肽引导。

信号肽的信号序列

靶向输送蛋白质,信号序列有差异。

表 5-10 靶向输送蛋白质的信号序列或成分(信号肽)

靶向输送蛋白质	信号序列或成分
分泌蛋白	N 端信号肽,N 端带有正电荷的氨基酸,中间较大的 20 个或更多以中心氨基酸为主组
内质网腔蛋白	N 端信号肽,C 端 -Lys-Asp-Glu-Leu-COO$^-$(KDEL 序列)
线粒体蛋白	N 端信号序列(20~35 氨基酸残基),为富含带正电荷的氨基酸;羟基氨基酸含量丰富
核蛋白	核定位序列(-Pro-Pro-Lys-Lys-Lys-Arg-Lys-Val,SV40T 抗原)位于肽链的内部,富含碱性氨基酸
过氧化体蛋白	C 端 -Ser-Lys-Leu-(SKL 序列)
溶酶体蛋白	Man-6-P(甘露糖 -6- 磷酸)

蛋白质靶向输送基本过程

信号肽引多肽链,到达靶位识受体,引导肽链穿过膜,信号肽可反复用。

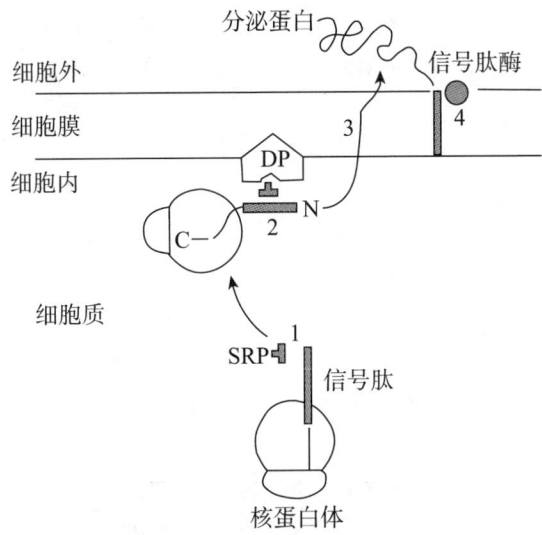

图 5-4　分泌性蛋白质靶向输送的信号肽学说

1. 信号肽被 SRP 识别；2. SRP 把核糖体带至胞膜的胞浆面；3. 信号肽带动蛋白质穿膜而出；4. 信号肽反折回膜被信号肽酶水解

表 5-11　三种靶向蛋白的输送过程

步骤	进入内质网（ER）的过程	进入线粒体的过程	进入细胞核的过程
步骤一	胞质溶胶核糖体上合成 N 端信号肽等氨基酸	新生蛋白结合 HSP70 或 MSF 转运到线粒体	蛋白结合输入因子 αβ 后导向核膜的核孔
步骤二	SRP 结合信号肽	信号序列识别受体	GTP 水解供能,使蛋白进入核内
步骤三	大亚基锚定 ER 膜,使信号肽插入 ER 膜	转运、穿过线粒体的跨内外膜蛋白通道	转位中,输入因子 αβ 解离,细胞核蛋白定位细胞核中
步骤四	信号肽启动肽链转位,肽链进入 ER 腔	切除信号序列,折叠成功能构象	
步骤五	HSP70 消耗 ATP,使多肽进入 ER 并折叠成功能构象		

六、囊泡与囊泡转运

细胞内蛋白质运输的途径

胞内合成蛋白质,定向运输到目标;运输途径有三条,门控穿膜及囊泡。

表 5-12　细胞内蛋白质运输的途径

蛋白质在细胞内运输途径	说明
门控运输	由特定的分拣信号（如核定位信号）介导，并通过核孔复合体的选择性作用，在胞质溶胶与细胞核之间进行蛋白质运输
穿膜运输	通过在膜上结合的蛋白质转运体进行的蛋白质运输，在细胞溶质中合成的蛋白质通过此种方式运输到内质网和线粒体
小泡运输（囊泡运输）	由各种膜性运输小泡承载的一种蛋白质运输形式，膜性细胞器之间蛋白质分子的转移、细胞分泌活动及细胞膜大分子和颗粒物质，均以此种形式运输

囊泡的类型与来源

囊泡类型分三种，各种来源不尽同。

表 5-13　囊泡的类型与来源

囊泡类型	来源
网格蛋白有被小泡	产生于高尔基复合体及细胞膜
COP Ⅱ 有被小泡	产生于内质网，介导从内质网到高尔基复合体的物质转运
COP Ⅰ 有被小泡	由细胞质与高尔基复合体产生，其功能主要是回收转运内质网逃逸蛋白，将其转运到糙面内质网

囊泡运输的特点和意义

囊泡运输很重要，物质运输主途径。高度有序可调节，识别融合很特异。
各种膜性细胞器，通过膜流可更新。

表 5-14　囊泡转运的特点和意义

囊泡转运的特点和意义	说明
囊泡转运是细胞物质定向运输的基本途径	囊泡运输是指囊泡以出芽方式从一种细胞器膜产生、脱离后又定向地与另一细胞器膜相互融合的过程，是细胞内外物质交换和信号传递的一条重要途径，也是细胞物质定向运输的基本形式
囊泡转运是一个高度有序并受严格选择和精密调控的物质运输过程	囊泡转运过程是一个严格的质量检查和修饰加工的过程

续表

囊泡转运的特点和意义	说明
特异性识别融合是囊泡物质定向转运和准确卸载的基本保证	囊泡转运到靶标之后与靶膜的结合,是一个涉及多种蛋白的识别与锚泊结合、装配与去装配的复杂调控过程,具有高度特异性
囊泡转运是实现细胞膜及内膜系统功能结构转换和代谢更新的桥梁	囊泡转运形成有条不紊、源源不断的膜流,可进行细胞膜与内膜系统不同功能结构之间相互转换与代谢更新

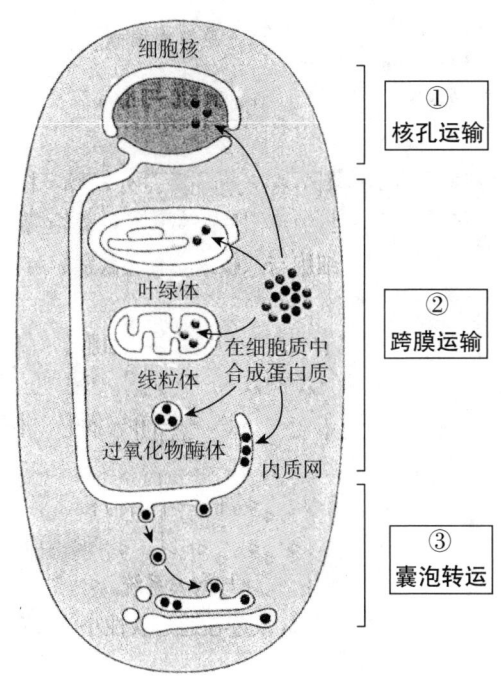

图 5-5　细胞内蛋白质的运输方式

细胞内蛋白质的运输方式有核孔运输、穿膜运输和囊泡运输三种基本形式

七、细胞内膜系统与医学的关系

真核细胞内膜系,结构功能很重要,结构功能有异常,相应疾病会来到。

表 5-15 细胞内膜系统与医学的关系

细胞内膜系统	病理变化/与医学的关系
内质网的病理变化	①常见的病理改变是肿胀、肥大或囊池塌陷 ②囊腔中包涵物的形成和出现是某些疾病或病理过程的表现特征 ③在不同肿瘤细胞中呈现多样性的改变
高尔基复合体的病理形态变化	①功能亢进可导致高尔基体代偿性肥大 ②毒性物质作用可导致高尔基体的萎缩与损坏 ③肿瘤细胞分化状态可影响高尔基体的形态
溶酶体与疾病	①一些先天性疾病可因溶酶体中某些酶的缺乏或缺陷而引起,如Ⅱ型糖原累积病是由于缺乏 α- 糖苷酶所致 ②溶酶体酶的释放或外泄可造成细胞或组织损伤性疾病,如硅沉着病(矽肺)、痛风等
过氧化物酶体与疾病	①原发性过氧化物酶体缺陷可引起某些遗传性疾病,如遗传性无过氧化氢酶血症等 ②某些疾病(如甲状腺功能亢进、慢性酒精中毒)过程中,过氧化物酶体可出现病理改变

第六章 线粒体与细胞的能量转换

一、线粒体的基本特征

线粒体的基本结构

线粒体是发电厂,外膜内膜膜间腔,含有多酶复合体,基质内腔在中央。

表 6-1 线粒体的基本结构

结构*	说明
外膜	是线粒体外层单位膜
内膜	折叠形成嵴
基粒	附着在内膜和嵴上,其化学本质是 ATP 合酶
内外膜相互接近形成转位接触点	是物质转运到线粒体的临时性结构
膜间腔	在外膜与内膜之间的腔隙,常有大量氢离子
线粒体内腔	线粒体内膜围成的腔
基质	充填在线粒体内腔中,是氧化代谢的场所,含有多种酶

注释:*线粒体是由双层单位膜套叠而成的封闭性膜囊结构。

线粒体的化学组成

线粒体含蛋白多,脂质构成内外膜。线粒体中有基因,各种酶的含量多。

表 6-2 线粒体的化学组成特点

线粒体化学组成特点	说明
蛋白质含量多	可溶性蛋白:基质中的酶和外周蛋白 不溶性蛋白:膜结构蛋白或膜镶嵌蛋白
脂质	多为磷脂,构成内膜和外膜
酶含量多,还含有多种辅酶	如 CoQ、FMN、FAD、NAD^+ 等
含有 DNA,具有复制、转录和翻译功能	是线粒体中完整的遗传系统,构成了线粒体基因组;重链和轻链各有一个启动子启动线粒体基因的转录;线粒体 DNA 的两条链有各自的复制起始点,因此线粒体有半自主性

线粒体核编码蛋白质的转运

线粒体中蛋白质，只有少量能自制，多由胞核来编码，合成部位在胞质；
若要进入线粒体，分子伴侣来打理，或由信号肽引导，才可到达线粒体。

表 6-3　线粒体核编码蛋白质的转运

蛋白质转运	说明
核编码蛋白向线粒体基质中的转运	①核编码蛋白进入线粒体时需要分子伴侣蛋白的协助 ②前体蛋白在线粒体外保持非折叠状态 ③分子运动产生的动力协助多肽链穿过线粒体膜 ④多肽链在线粒体基质内重新折叠后形成有活性的蛋白质
核编码蛋白向线粒体其他部位的转运	①在信号序列：膜间腔导入序列的引导下，蛋白质可向线粒体膜间腔转运 ②蛋白质也可向线粒体外膜和内膜转运

线粒体的功能

生物氧化产能量，大量生成 ATP，能调胞中钙浓度，细胞凋亡亦涉及。

表 6-4　线粒体的功能

线粒体的功能	说明
营养物质氧化磷酸化，生成 ATP	细胞各种耗能过程所需 ATP 多由线粒体提供
调节细胞质中 Ca^{2+} 浓度	线粒体能摄取和释放 Ca^{2+}，调节细胞质 Ca^{2+} 浓度，从而调节细胞生理活动
参与调控细胞死亡或凋亡	线粒体是细胞死亡的启动环节或调节细胞死亡的通路

二、细胞呼吸与能量转换

葡萄糖氧化放能的基本步骤

葡糖氧化放能量，放能过程三大步：首先进行糖酵解，生成少量 ATP；
三羧循环第二步，反应部位线粒体；第三氧化磷酸化，生成大量 ATP。

表 6-5　葡萄糖氧化放能的基本步骤

葡萄糖氧化放能步骤	说明
糖酵解（在胞质溶胶中进行）	1 分子葡萄糖经十几步反应，生成 2 分子丙酮酸，通过底物水平磷酸化，可生成 3 个 ATP
三羧酸循环（线粒体中进行）	丙酮酸进入线粒体基质，分解成乙酰辅酶 A，与草酰乙酸结合成柠檬酸而进入柠檬酸循环（三羧酸循环）
氧化磷酸化偶联而生成大量 ATP	①呼吸链是一系列能可逆地接受和释放 H^+ 和电子（e^-）的酶体系 ② ATP 合酶复合体催化 ATP 的合成

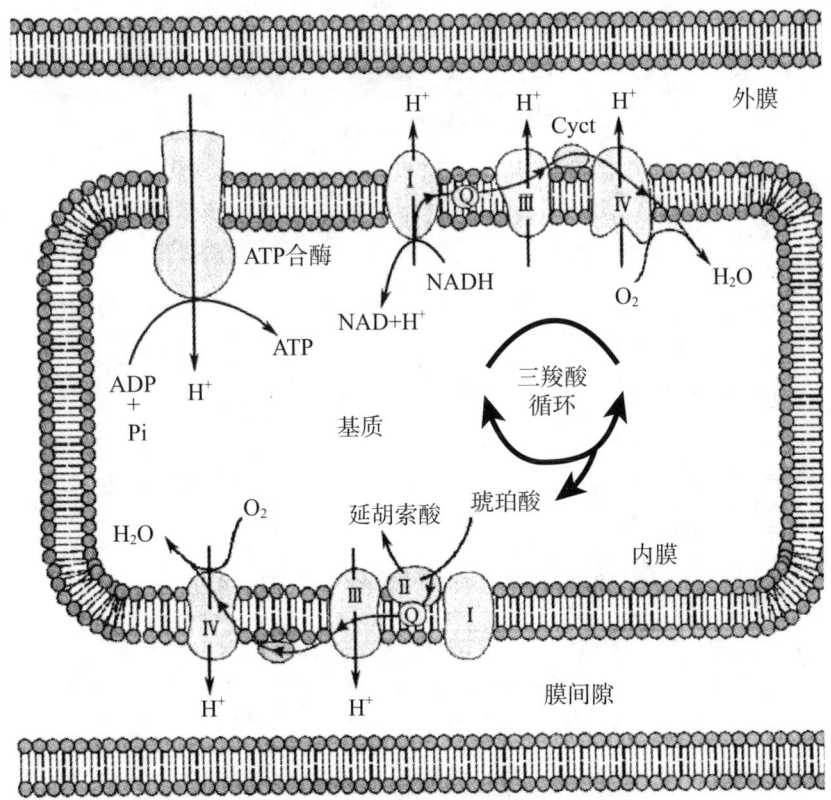

图 6-1 电子传递和磷酸化偶联基本过程

线粒体基质中的三羧酸循环

草酰乙酸乙酰 A,缩合生成柠檬酸,柠檬酸含三羧基,变构生成异柠檬,
氧化脱羧再脱羧,底物水平磷酸化,生成四碳琥珀酸,脱氢加水再脱氢,
完成一周再循环,草酰乙酸得重生。

氧化磷酸化偶联与 ATP 形成
呼吸链和 ATP 酶复合体——氧化磷酸化的结构基础

呼吸链

呼吸链是复合体,Ⅰ、Ⅱ、Ⅲ、Ⅳ共四种,还有细胞色素 C,能够递氢传电子。
最后将氢递给氧,逐步产生 ATP。复合体中Ⅰ、Ⅲ、Ⅳ,才可产生 ATP。

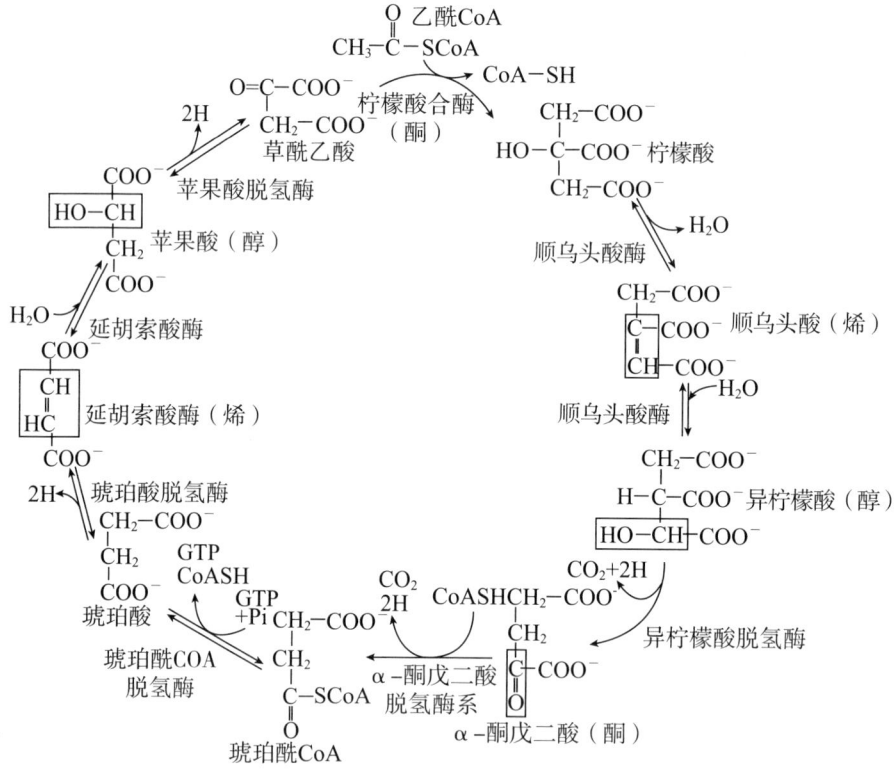

图 6-2 三羧酸循环

在三羧酸循环中，从顺乌头酸（含双键，可看成是含烯键的酸），到异柠檬酸（含羟基，可看成是多元醇酸）再到 α 酮戊二酸（含羰基，可看成是多元酮酸），其变化过程为烯（酸）→醇（酸）→酮（酸）。同样由琥珀酸→延胡索酸（含双键）→苹果酸（含羟基）→草酰乙酸（含羰基）的变化过程也是烯→醇→酮

表 6-6 人线粒体呼吸链复合体

类型	酶名称	质量（kD）	多肽链数	功能辅基	含结合位点	功能
复合体 I	NADH-泛醌还原酶	850	39	FMN、Fe-S	NADH（基质侧）CoQ（脂质核心）	将 $NADH+H^+$ 中的电子传递给泛醌
复合体 II	琥珀酸-泛醌还原酶	140	4	FAD、Fe-S	琥珀酸（基质侧）CoQ（脂质核心）	将电子从琥珀酸传递到泛醌
复合体 III	泛醌-细胞色素 c 还原酶	250	11	血红素 b_L、b_H、c_1、Fe-S	Cyt c（膜间隙侧）	将电子从还原型泛醌传递给细胞色素 c
细胞色素 c		13	1	血红素 c	$Cyt\ c_1$、Cyt a	
复合体 IV	细胞色素 c 氧化酶	162	13	血红素 a、血红素 a_3、C_{UA}、C_{UB}	Cyt c（膜间隙侧）	将电子从细胞色素 c 传递给氧

注释：呼吸链复合体是一系列能可逆的接受和释放 H^+ 和 e^- 的酶体系。

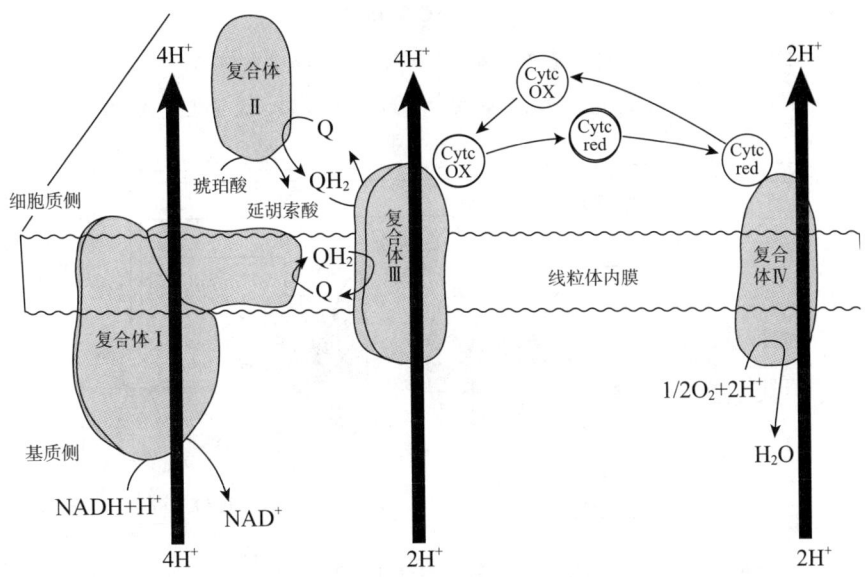

图 6-3　电子传递链各复合体位置示意图
泛醌和细胞色素 c 是可移动的电子载体

ATP 合酶

位于线粒体内膜，头柄基片三部分，头部具有酶活性，柄部连接头与基，基片跨膜质子道，能够生成 ATP。

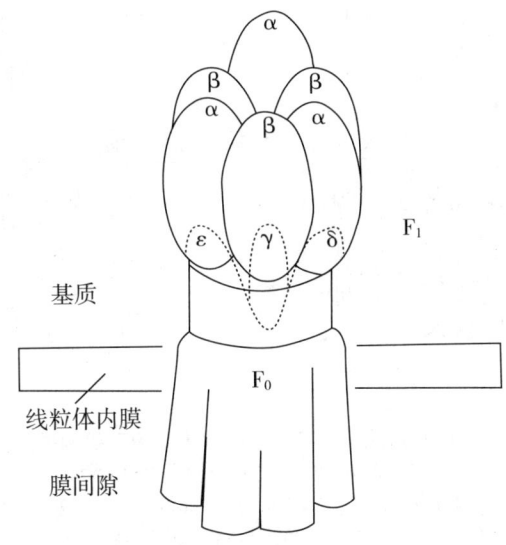

图 6-4　ATP 合酶复合体的组成

ATP 合酶由头部、柄部和基片 3 部分组成；头部具有酶活性，能催化 ATP 的合成；柄部连接头部与基片；基片是质子（H^+）流向 F_1 的穿膜通道

氧化磷酸化

三羧循环线粒体，脱下质子基质中。呼吸链传递电子，驱动质子跨膜流。
膜间腔中质子浓，质子回流到基质，驱动 ATP 合酶，大量生成 ATP。

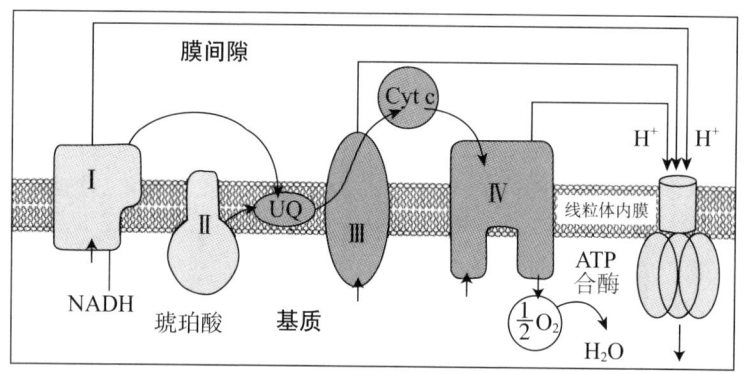

图 6-5　线粒体内膜电子传递链复合体 I～IV 之间电子传递途径以及形成的跨膜 H^+ 浓度通过 ATP 酶复合体合成 ATP 的示意图

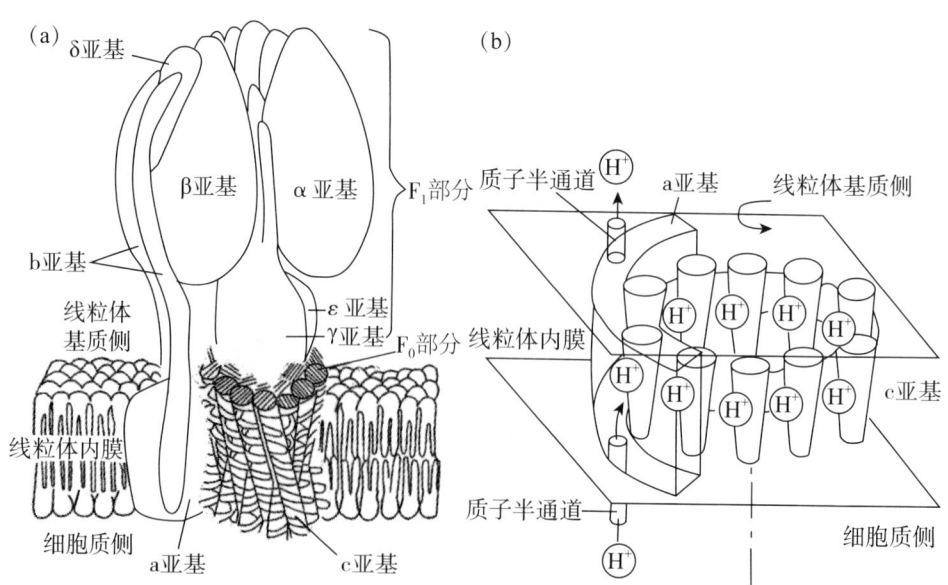

图 6-6　ATP 合酶结构和质子的跨内膜流动机制模式图

当质子顺梯度穿内膜向基质回流时，转子部分能相对定子部分旋转，使 ATP 合酶利用释放的能量合成 ATP。质子梯度强大势能驱动质子从 a 亚基细胞质侧进入半通道，使对应的 1 个 c 亚基必需残基 Asp61 所带负电荷被 H^+ 中和后，c 亚基能与疏水内膜相互接触而发生转动，当其转到接触口半通道相应 c 亚基位置时，Asp61 原结合的 H^+ 从半通道出口顺梯度释放进入线粒体基质。同理，各 c 亚基可依次进行上述循环，导致 c 环和 γ、ε 亚基相对 $\alpha_3\beta_3$ 转动。在转动中 γ 亚基和 β 亚基间相互作用发生周期性变化，使每个 β 亚基活性中心构象循环改变

三、线粒体与疾病

线粒体中有基因，基因突变能致病；肿瘤发生及凋亡，常可涉及线粒体。

表 6-7　线粒体与疾病

疾病的原因及分离	举例或说明
mtDNA 突变所致疾病	
碱基替换引起点突变性疾病	Leber 遗传性视神经病、肌阵挛性癫痫伴碎红肌纤维病、母系遗传性肌病和心肌病等
mtDNA 缺失、插入引起的疾病	Kerans-Sayre 综合征、帕金森病等
线粒体与癌症发生	线粒体内遗传物质容易发生突变；mtDNA 片段可整合到核基因组中，引起癌变；肿瘤细胞线粒体有异常改变
线粒体参与细胞凋亡	细胞凋亡通路有 2 条：一条是通过细胞表面的死亡受体介导的细胞凋亡；另一条是以线粒体为核心的细胞凋亡途径

第七章 细胞骨架与细胞的运动

细胞骨架

细胞骨架有三种,微管微丝中间丝,散在分布细胞中,蛋白纤维交织成。
维持细胞之形态,参与细胞之运动,物质运输及胞裂,能起重要之作用。

表 7-1 细胞骨架

细胞骨架	说明
定义	细胞骨架是指真核细胞质中的蛋白质纤维交织而成的立体网架结构
组成——3类蛋白质纤维	①微管、微丝和中间丝 ②3类骨架成分分散存在于细胞中 ③3类骨架成分相互联系而形成一个完整的、高度动态的骨架体系,该体系: 　a. 随着生理条件的改变而进行组装和去组装 　b. 受各种微管蛋白亚单位结合蛋白的调节以及细胞内外各种因素的调控
分布	①细胞质骨架:细胞质内的微管、微丝和中间丝 ②细胞核内:核基质、核纤层和染色体骨架等
功能	①维持细胞形状 ②参与细胞运动 ③参与细胞内物质运输 ④在染色体的分离和细胞分裂中起着重要作用

一、微管

微管的组装

微管蛋白有两种,结合形成二聚体,相互首尾来连接,形成长条原纤维;
侧向扩展成片层,含原纤维十三根,捲拢形成微管段,两端不断在延伸。

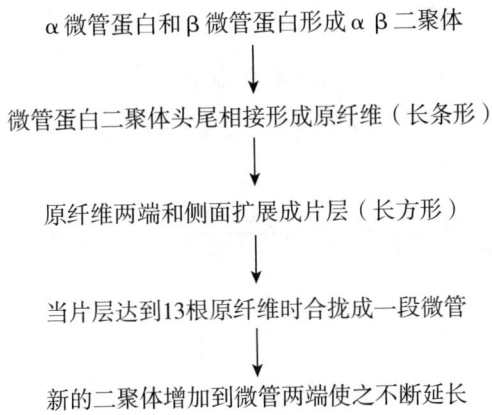

图 7-1 微管的组装过程

在细胞质中,微管生长的核心是微管组织中心(MTOC),微管从 MTOC 开始生长;微管结合蛋白参与微管的装配,微管装配完毕后,微管结合蛋白结合在微管的表面,执行特殊功能

微管的功能

微管功能比较多,归纳起来有六种。

表 7-2 微管的功能

微管的功能	说明
构成细胞内的网状支架	支持和维持细胞的形态
参与中心粒、纤毛和鞭毛的形成	参与细胞各种形式的运动
参与细胞内物质运输	由微管马达蛋白来完成,马达蛋白包括动力蛋白家族、驱动蛋白家族和肌球蛋白家族(三大家族)
维持细胞内细胞器的定位和分布	微管及其相关的马达蛋白在真核细胞膜性细胞器的定位上起重要作用
参与染色体的运动,调节细胞分裂	微管是构成有丝分裂器的主要成分,可介导染色体的运动;微管在有丝分裂的前、中、后期均起重要作用
参与细胞内信号传导	已证明微管参与 hedgehog、JNK、Wnt、ERK 及 PKA 蛋白激酶信号转导通路

二、微丝

微丝的装配

微丝组装分三期:成核聚合稳定期。

表 7-3　微丝的装配

微丝的装配	说明
装配过程	
成核期	球状肌动蛋白开始聚合形成二聚体、三聚体,形成核心
聚合期	肌动蛋白在核心两端聚合,使微丝延长
稳定期	肌动蛋白掺入微丝的速度与其从微丝上解离的速度达到平衡
组装机制	
踏车模型(主导作用)	微丝两端聚合加入和解聚释放的亚单位速度达到平衡时,微丝长度不变
非稳态动力学模型	ATP是调节微丝组装的动力学不稳定性行为的主要因素
影响因素	G-肌动蛋白临界浓度,ATP、Ca^{2+}、Na^+、K^+ 浓度;微丝结合蛋白;某些药物(如松胞菌素B和鬼笔环肽)

微丝结合蛋白

微丝结合蛋白多,能与微丝相结合,微丝装配及功能,结合蛋白出力多。

表 7-4　微丝结合蛋白及其功能

微丝结合蛋白	主要组成成分	功能
单体隔离蛋白	抑制蛋白、胸腺素	与单体肌动蛋白结合,抑制其聚合
交联蛋白	细丝蛋白、肌动蛋白结合蛋白等	改变细胞内肌动蛋白纤维的三维结构
末端阻断蛋白	β辅肌动蛋白、加帽蛋白等	调节肌动蛋白纤维的长度
纤丝切割蛋白	凝溶胶蛋白、片段化蛋白/切割蛋白等	能将肌动蛋白纤维一分为二
肌动蛋白纤维去聚合蛋白	ADF、蚕食蛋白等	能使肌动蛋白丝快速解聚,形成肌动蛋白单体
膜结合蛋白	膜桥蛋白、黏着斑蛋白等	是非肌细胞质膜下方产生收缩的机器

微丝的功能

微丝功能也很多,归纳起来有6个。

表 7-5　微丝的功能

微丝的功能	说明
构成细胞的支架，维持细胞的形态	微丝形成网络结构或束状结构，如微绒毛和应力纤维，才能发挥作用
参与细胞运动	如细胞的变形运动
参与细胞分裂	如有丝分裂中收缩环的形成需微丝参与
参与肌肉收缩	见表 7-7 和图 7-4
参与细胞内物质运输	微丝在微丝结合蛋白介导下可与微管一起进行细胞内物质的运输
参与细胞内信号传递	膜受体激活后可触发质膜下肌动蛋白结构变化，启动细胞内激酶变化的信号转导过程

附：骨骼肌的结构及收缩原理

骨骼肌细胞的结构

随意肌是骨骼肌，骨骼肌上有横纹，粗细肌丝平行排，组成明带和暗带；明带暗带各对齐，形成横纹如画卷，肌膜内陷横小管，明带暗带交界间；纵管称为肌质网，两端膨大称终池，肌膜兴奋传胞内，各个肌节齐动员。

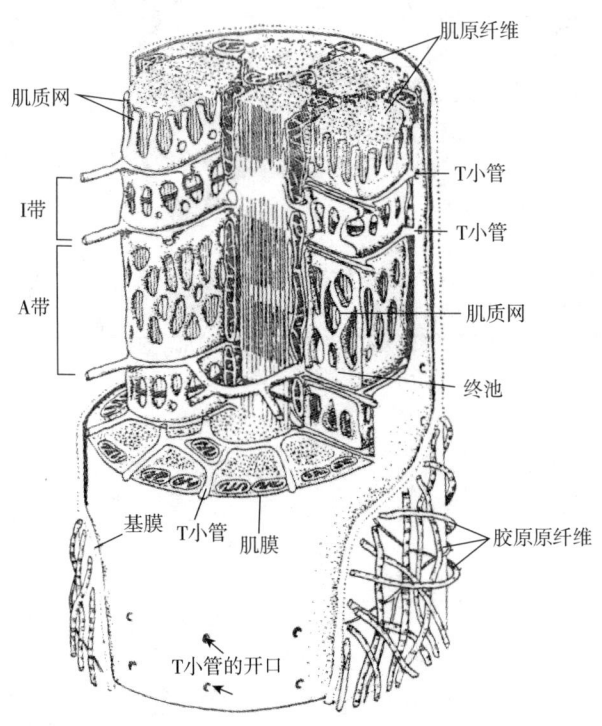

图 7-2　骨骼肌纤维的超微结构立体模式图

骨骼肌细胞的基本结构和功能单位为肌小节。肌细胞内有肌管系统（横管和纵管）和肌丝系统。T 小管：横管

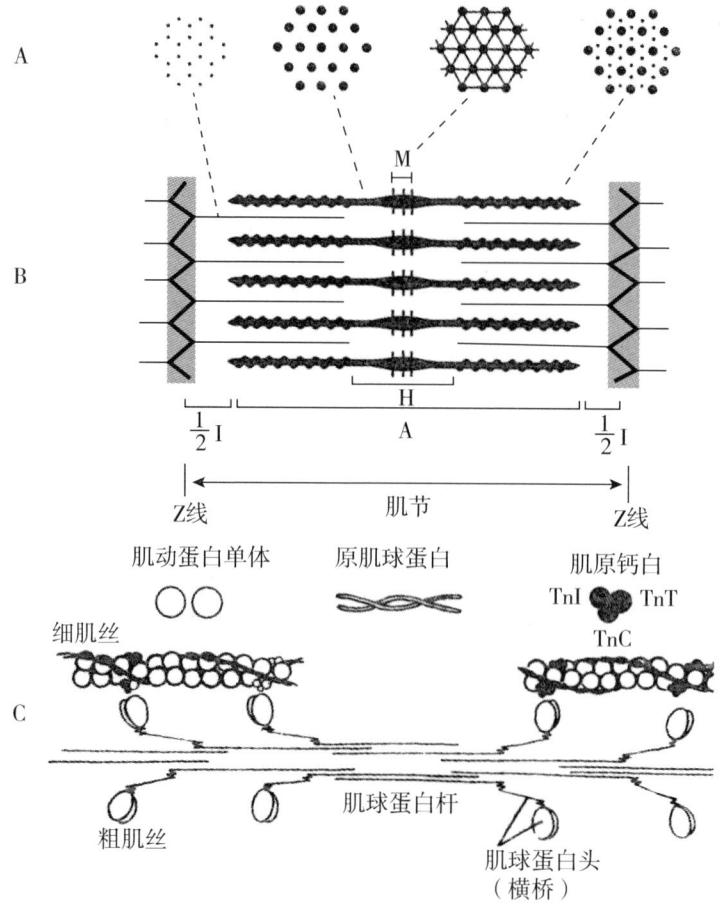

图 7-3　骨骼肌肌原纤维超微结构及两种肌丝分子结构模式图

A. 肌节不同部位的横切面，显示粗肌丝与细肌丝的分布；B. 一个肌节的纵切面，显示两种肌丝的排列；C. 粗肌丝与细肌丝的分子机构。TnT，肌钙蛋白 T；TnC，肌钙蛋白 C；TnI，肌钙蛋白 I

肌节

半明一暗又半明,一个肌节被认定。明带只有细肌丝,暗带穿梭粗和细。
肌节正中 M 线,两端连接于 Z 线。肌缩细肌向中滑,明带变窄暗处躲。

表 7-6 骨骼肌细胞中与兴奋和收缩活动有关的结构和功能

结构	功能
肌膜	传导动作电位
肌管	
横管	将动作电位传到细胞深处
三联管	感受横管膜上的电信息,引起纵管终末池释放 Ca^{2+},是兴奋-收缩耦联的关键部位
纵管终末池	贮存、释放和回收 Ca^{2+}
肌丝	
细肌丝	
肌钙蛋白	调节蛋白。能与 Ca^{2+} 结合并解除原肌球蛋白的位阻效应
原肌球蛋白	收缩蛋白。有位阻效应
肌动蛋白	收缩蛋白。是细肌丝的主干、有与横桥结合的位点
粗肌丝、肌球蛋白	
横桥	有与 ATP 结合的位点 具有 ATP 酶活性 能与细肌丝可逆性结合 与肌纤蛋白结合后,能牵动细肌丝沿粗肌丝滑行
主干	收缩的支架
线粒体	提供能量

骨骼肌细胞收缩的过程

动作电位到横管,传到胞内三联管,触发终池释放钙,肌钙蛋白相结合,
原肌凝蛋白移位,细肌丝位点暴露,横桥结合细肌丝,分解 ATP 产能,
牵引细肌丝滑行,肌节缩短称收缩。

表 7-7 运动神经兴奋引起肌肉收缩的过程

分步	顺序
兴奋在神经-肌肉接头传递的步骤	①运动神经兴奋,动作电位传导至神经末梢 ② Ca^{2+} 进入轴突末梢,促进末梢释放神经递质乙酰胆碱至接头间隙 ③乙酰胆碱经过接头间隙,与终板膜上的 N_2 受体结合 ④化学门控阳离子通道开放 ⑤ Na^+ 内流量大于 K^+ 外流量,终板膜去极化而产生终板电位 ⑥终板电位刺激肌膜产生动作电位

续表

分步	顺序
收缩的步骤	⑦肌膜动作电位沿横管传导至三联管 ⑧肌质网终末池释放 Ca^{2+}，使胞质溶胶中 Ca^{2+} 浓度升高 ⑨ Ca^{2+} 与肌钙蛋白结合，解除原肌凝蛋白的位阻效应 ⑩粗肌丝和细肌丝之间形成横桥联结 ⑪横桥牵动细肌丝向粗肌丝的中心方向滑行，肌小节缩短
舒张的步骤	⑫没有动作电位传来时，Ca^{2+} 被泵入肌质网 ⑬ Ca^{2+} 与肌钙蛋白分离，原肌凝蛋白阻断粗肌丝和细肌丝的相互作用 ⑭细肌丝回位，肌小节延长

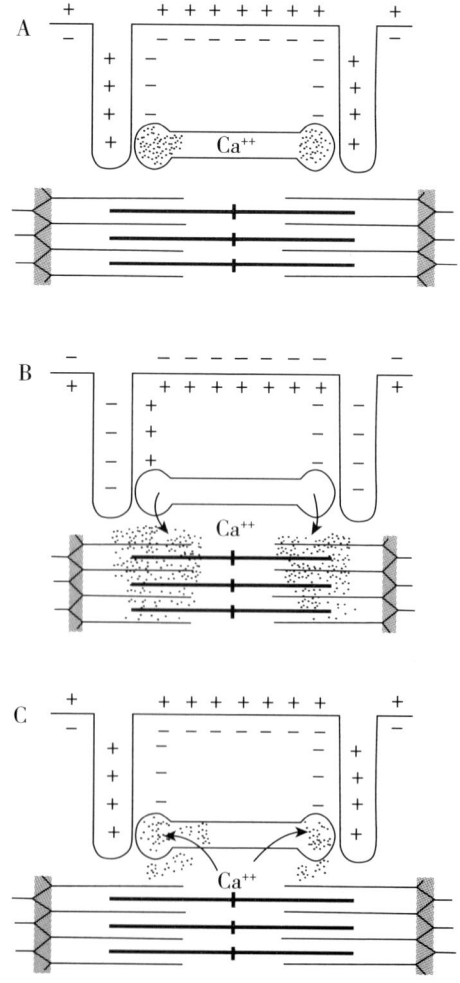

图 7-4 骨骼肌细胞的收缩过程（Ca^{2+} 的释放、回收与肌肉的收缩、弛缓）

A. Ca^{2+} 释放前，肌小节处于弛缓（舒张）状态；B. Ca^{2+} 释放，肌小节缩短（收缩）；C. Ca^{2+} 回收入肌质网，肌小节弛缓（舒张）

三、中间纤维

中间纤维的结构组成及特点

中间纤维蛋白质，头杆和尾分三部；纤维蛋白呈丝状，多条缠绕而形成；广泛分布细胞中，维持最久最坚韧。

表 7-8 中间纤维

中间纤维	说明
结构组成	①中间纤维由中间纤维蛋白构成 ②中间纤维蛋白有多种类型（表7-9） ③中间纤维蛋白由头部（N端）、杆状区和尾部（C端）三个区域组成
特点	①广泛存在于真核细胞中 ②中间丝在三类细胞骨架纤维中最坚韧、最持久 ③介于肌肉细胞肌动蛋白细丝与肌球蛋白粗丝之间

中间纤维的主要类型

中间纤维蛋白多，主要类型有六个。

表 7-9 中间纤维蛋白的主要类型和分布

类型	名称	分子质量（kD）	主要分布的组织细胞
I	酸性角蛋白	40～60	上皮细胞
II	中性/碱性角蛋白	50～70	上皮细胞
III	波形蛋白	54	间充质来源的细胞
	结蛋白	53	肌肉细胞
	外周蛋白	57	外周神经元
	胶质细胞原纤维酸性蛋白	51	神经胶质细胞
IV	神经丝蛋白		
	NF-L	67	神经元
	NF-M	150	神经元
	NF-N	200	神经元
V	核纤层蛋白		各种类型的细胞
	核纤层蛋白 A	70	
	核纤层蛋白 B	67	
	核纤层蛋白 C	60	
VI	巢蛋白	200	神经干细胞

中间纤维的装配

两条中间纤维体,缠绕形成二聚体;两条二聚体缠绕,组装形成四聚体;两条四聚体缠绕,组装形成八聚体;四条八聚体组装,中间纤维即形成。

表 7-10 中间纤维的装配和调节

中间纤维的装配和调节	说明
组装过程	① 2个中间纤维蛋白单体以平行的方式形成两股超螺旋二聚体 ② 2个二聚体以反向平行的方式组装成四聚体,决定了中间纤维无极性 ③ 每个四聚体进一步组装成原丝 ④ 2根原丝相互缠绕,形成八聚体,即原纤维 ⑤ 4根原纤维相互缠绕最终形成中间纤维
调节	① 中间纤维的组装不需要核苷酸和结合蛋白,也不依赖温度和蛋白质的浓度 ② 中间纤维蛋白丝氨酸和苏氨酸残基的磷酸化作用是中间纤维动态调节最常见、最有效的调节方式

中间纤维的功能

中间纤维功能多,细数一共有六个。

表 7-11 中间纤维的功能

中间纤维的功能	说明
在细胞内形成一个完整的网状骨架系统	对维持细胞质的整体结构和功能的完整性有重要作用
为细胞提供机械强度支持	中间纤维能很好地耐受剪切力,在维持细胞机械强度方面起重要作用
参与细胞连接	中间纤维参与桥粒连接和半桥粒连接,在细胞中形成网络
参与细胞内信息传递及物质运输	中间纤维外连质网,内穿到达核骨架,形成一个跨膜的信息通路
维持细胞核膜稳定	中间纤维在核膜下组成核纤层,故能维持核膜的稳定
参与细胞分化	中间纤维与细胞分化有密切关系

表 7-12　三种细胞骨架的比较

项目	微管	微丝	中间纤维
直径	24～26 nm	5～8 nm	10 nm
主要成分	微管蛋白	肌动蛋白	中间丝蛋白
基本结构	由微管蛋白组成的中空小管	由肌动蛋白组成的细丝，富有柔韧性	由中间丝蛋白构成的细长结构
是否与核苷酸结合	与 GTP 结合，形成 GTP 帽	与 ATP 结合，形成 ATP 帽	不与核苷酸结合
稳定性	不稳定	不稳定	极其稳定
极性	有	有	无
是否存在组装与去组装的动态平衡	存在	存在	不存在

细胞骨架与疾病

细胞骨架有异常，某些疾病见临床。

表 7-13　细胞骨架与疾病

细胞骨架与疾病	说明
肿瘤	①肿瘤细胞特征性改变均与细胞骨架结构破坏有关：肿瘤细胞中微丝改变，微管数量减少，应力纤维破坏和消失等 ②诊断与治疗：中间丝在对肿瘤的诊断中起重要作用。细胞骨架可作为抗肿瘤药物的靶位，如长春花碱、秋水仙素在细胞有丝分裂中期或后期抑制细胞增殖；紫杉醇可加速微管蛋白的聚合，在中期或后期抑制细胞分裂，诱导细胞凋亡等
神经系统疾病	阿尔茨海默病神经细胞微管聚集缺陷，出现不溶性神经纤维缠结等
遗传性疾病	单纯型大疱性表皮松解症，细胞角蛋白中间纤维网受损；Wiskott-Aldrich 综合征患者 T 淋巴细胞骨架异常

表 7-14　细胞器的结构和功能小结

名称	一般形态大小（光镜）	超微结构（电镜）	分布	主要功能
线粒体	颗粒状或线状	双层膜包成的圆形或椭圆形小体，内有嵴	存在于功能活跃、需要能量较多的细胞	供能
糙面内质网	数量较多时 H-E 染色为嗜碱性	互相连通的扁囊状和管泡状膜性结构，膜表面附有核糖体	在分泌合成蛋白质旺盛的细胞内丰富	合成分泌蛋白质

续表

名称	一般形态大小（光镜）	超微结构（电镜）	分布	主要功能
滑面内质网	不可见	为薄膜所包绕的管状或泡状结构	肌细胞、肝细胞的滑面内质网发达	参与脂类和糖类的代谢，类固醇激素的合成；在个别细胞有储存释放Ca^{2+}和解毒作用
高尔基复合体	用硝酸银或锇酸染成黑色，呈网状	由扁平囊、小泡和大泡组成	多位于细胞核附近	加工浓缩分泌物
溶酶体	不可见	有膜包裹的圆形致密小体，内含多种水解酶	存在于各种细胞质内，在有吞噬功能的细胞内发达	消化分解衰老细胞器和异物
过氧化物酶体	不可见	膜性囊状细胞器	广泛存在于各种细胞内	解毒、调节胞内氧张力、参与代谢
核糖体	数量多时H-E染色为嗜碱性	直径15 nm的椭圆形小体	游离于溶胶或附着于内质网膜上	合成结构蛋白质
微丝	多数不可见	直径5~7 nm的长短不等的细丝	广泛分布于各种细胞内	为细胞骨架成分，有支持作用
微管	不可见	粗细均匀的小管	多平行排列成束	与细胞的支持、运动和物质运输有关
中心体	一般只有1个，为颗粒状	由2个中心粒组成，为圆筒状，中心粒由9组三联微管组成	在分裂期的细胞中出现	细胞有丝分裂时形成纺锤丝，参与染色体移动

注释：H-E染色，苏木精-伊红染色。

第八章 细胞核

细胞核的典型结构

被膜核仁核基质,主要成分染色质。

表 8-1 细胞核的典型结构(细胞分裂间期)

结构要点	说明
核被膜	位于细胞核的最外层
核仁	位于细胞核的中央
核基质	是细胞核内的基质
染色质和染色体	分散在核基质中

一、核膜

核膜的结构

核膜分为内外层,两层之间核周隙,核纤层贴内膜下,还有核孔复合体。

表 8-2 核膜的结构

核膜的结构	说明
外核膜	与糙面内质网相连续
内核膜	表面光滑,包围核质
核周隙	为内、外膜之间的缓冲区
核孔复合体	是由多种蛋白质构成的复合结构
核纤层	是紧贴内核膜的纤维蛋白网,核纤层在细胞核中起支架作用;与核膜的崩解和重建密切相关;与染色质凝集成染色体有关;参与 DNA 的复制

核孔复合体

核孔复合体,结构很精细,物质进出核,由它来审批。

表 8-3 核孔复合体

核孔复合体	说明
胞质环	位于核孔复合体结构边缘细胞质面一侧的环状结构
核质环	位于核孔复合体结构边缘核质面一侧的孔环状结构,发出8条纤维伸向核内,末端形成小环——核篮
辐	组成核孔复合体的内壁,把胞质环、核质环和中央栓连接在一起,中间的孔洞是物质进出的通道
中央栓	位于核孔的中心,在核质交换中发挥作用;也可能是正在通过核孔的物质

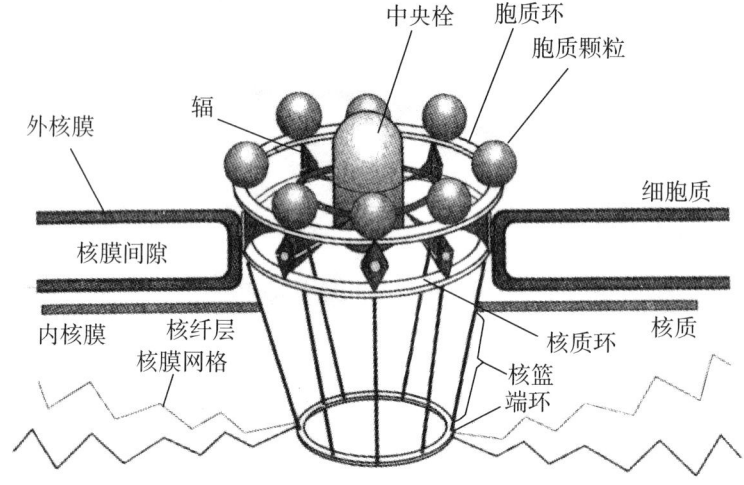

图 8-1 核孔复合体模式图

核膜的功能

细胞结构区域化,隔开胞核与胞质,外膜附有核糖体,能够合成蛋白质,物质进出细胞核,核孔负责来控制。

表 8-4 核膜的功能

核膜的功能	说明
区域化作用	核膜为基因表达提供了时空隔离屏障
参与蛋白质的合成	外核膜表面附着核糖体,能合成少量膜蛋白
核孔复合体控制着核-质间的物质交换	亲核蛋白可经核孔复合体输入核内,RNA及核糖体亚基则经核孔复合体输出到核外的细胞质中去

二、染色质与染色体

染色质与染色体，二者概念略有异。

表 8-5　染色质与染色体的概念

概念	说明
染色质	染色质是由 DNA、组蛋白、非组蛋白及少量 RNA 等组成的复合体，存在于分裂间期的细胞核中，呈现出伸展、分散的细丝网状结构
染色体	染色体是由 DNA、组蛋白、非组蛋白及少量 RNA 等组成的复合体，在细胞分裂期中，呈现出高度浓缩、折叠、盘曲成特殊形态的短棒状小体
染色质和染色体	是细胞内的遗传物质在细胞周期的不同时相表现出的不同形态

染色质与染色体的组成成分

主含核酸 DNA，蛋白则可分两类。

表 8-6　染色质与染色体的组成成分

组成成分	说明
DNA	是遗传信息的载体
组蛋白	是真核细胞染色质中的基本结构蛋白
非组蛋白	能从多方面影响染色质的结构和功能

真核细胞染色体 DNA 序列

真核 DNA 序列，单一序列占多数，还有序列称重复，分为中度与高度。

表 8-7　真核细胞染色体 DNA 的 3 种序列

DNA 序列	说明
单一序列	又称非重复顺序、单拷贝顺序，在人基因组中占 60%~65%
中度重复序列	①重复的拷贝数在 10^4~10^5 ②占人基因组的 20%~30% ③多数为非编码序列（调控基因），少数为具有编码功能的基因，这些基因往往在染色体上串联排列，形成基因簇，如组蛋白基因、rRNA 基因和 tRNA 基因
高度重复序列	①重复次数达 10^5 以上 ②重复基本单元由长度为 6~200 bp 的简单序列组成 ③分布于染色体的着丝粒区和端粒区，大多组成异染色质 ④约占人基因组的 10% ⑤卫星 DNA：密度梯度离心时，常在 DNA 主带上面有一个次要的 DNA 相伴随

真核细胞染色体DNA功能序列

真核染色体核酸，功能序列共有三。

表8-8 构成染色体或染色质DNA的三个功能序列

染色体DNA功能序列	说明
复制源序列	该序列有一个复制起始点，能确保染色体在细胞周期中能自我复制，维持染色体在细胞世代传递中的连续性
着丝粒序列	与染色体的分离有关，能保证染色体在细胞分裂时被平均分配到2个子细胞中去
端粒序列	保持染色体的独立性和稳定性

常染色质与异染色质

染色质分常与异，二者比较有差异。

表8-9 常染色质与异染色质

项目	常染色质	异染色质
染色质状态		
结构		
碱性染料染色	较浅	较深
质地	较为松散	较为致密
螺旋化程度	低	高
直径	10 nm	20～30 nm
在核中的分布	均匀分布于核内，多分布于核的中央	一般位于核的边缘
功能	功能活跃，一定程度上控制着间期细胞的活动	
细胞中的分布		
一般情况	专一程度低的细胞	专一程度高的细胞
特例	神经细胞	合成代谢旺盛的浆细胞
化学本质相同	分裂间期细胞核中的染色质	
二者联系	在一定条件下可以互相转换	

注释：常染色质是处于功能活跃呈伸展状态的染色质纤维；异染色质是处于功能惰性呈凝缩状态的染色质纤维。

染色质组装形成染色体

一级结构核小体，二级结构螺线管，超螺线管属三级，染色单体是四级。

表 8-10　染色体的构建

染色体的构建	说明
一级结构——核小体	由 1 段 200 bp 左右的 DNA 和 1 个组蛋白八聚体形成的圆盘状颗粒
二级结构——螺线管	①组蛋白 H1 与八聚体核心结合，部分嵌入 2 个四聚体的中央 ②核小体紧密连接，螺旋缠绕，形成一个中空的螺线管结构
三级结构——超螺线管	30 nm 的螺线管进一步压缩盘绕，即形成超螺线管
四级结构——染色单体	超螺线管经过再一次折叠，即形成染色单体
染色体袢环结构模型 （放射环结构膜性）	① 2 条 DNA 单链分子以碱基互补配对的原则，通过氢键形成直径为 2 nm 的 DNA 双螺旋结构 ② DNA 双螺旋结构环绕于组蛋白核心，形成直径为 11 nm 的核小体，并串联成串 ③ 核小体螺旋缠绕在组蛋白 H1，形成一个直径为 30 nm 的染色质纤维 ④ 染色质纤维折叠形成一系列袢环结构域，即直径为 300 nm 的染色体袢环伸展段 　a．袢环沿染色体纵向向外伸出，形成放射环 　b．环的基部连在染色体中央的非组蛋白支架上 　c．每个 DNA 袢环包含 6300 个碱基对 ⑤ 每 18 个袢环放射平行排列，形成微带 ⑥ 当细胞进入有丝分裂中期，染色体袢环浓缩段再次高度螺旋化形成染色单体

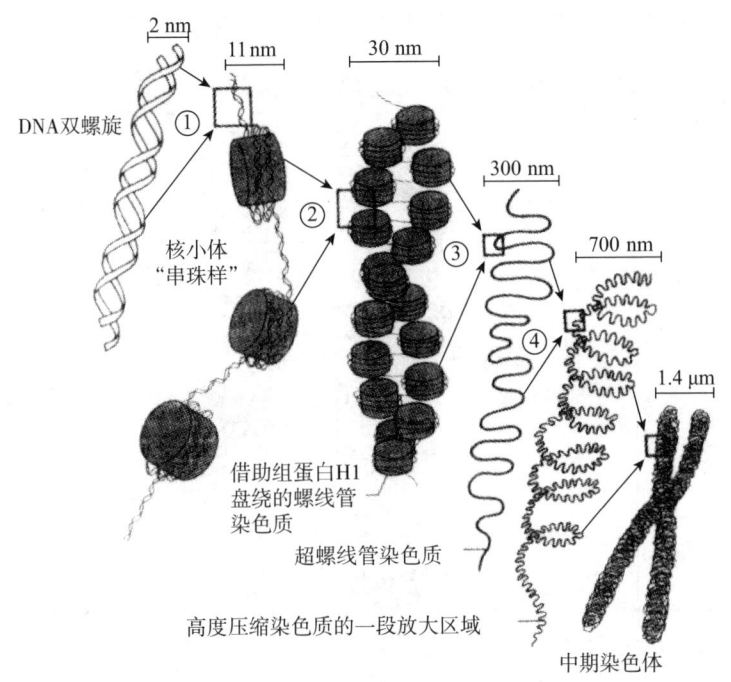

图 8-2　染色体构建模式图

染色体的结构

染色体的结构多，两条单体是主体，单体连接着丝粒，初级缢痕向内凹，有的可见次缢痕，旁有核仁组织区，染色体的末端处，还有随体和端粒，着丝粒旁有动粒，共同构成复合体。

表 8-11 染色体的结构

染色体结构	说明
染色单体	每一中期染色体是由 2 条相同的染色单体构成
着丝粒	位于 2 条姐妹染色单体连接处，将 2 条姐妹染色单体相连
主缢痕（初级缢痕）	在 2 条姐妹染色单体连接处，存在 1 个向内凹陷的、浅染的缢痕，称为主缢痕（或初级缢痕）
次缢痕	有些染色体长、短臂上可见凹陷缩窄区，称为次缢痕，次缢痕并非存在于所有染色体上
核仁组织区	位于染色体的次缢痕部位
随体	是位于染色体末端的球状结构
端粒	是染色体末端的特化部分
着丝粒-动粒复合体	动粒是由多种蛋白质组成的，存在于着丝粒两侧的圆盘状结构，每一中期染色体含 2 个动粒，是细胞分裂时纺锤丝微管附着部位，介导纺锤丝与染色体的结合

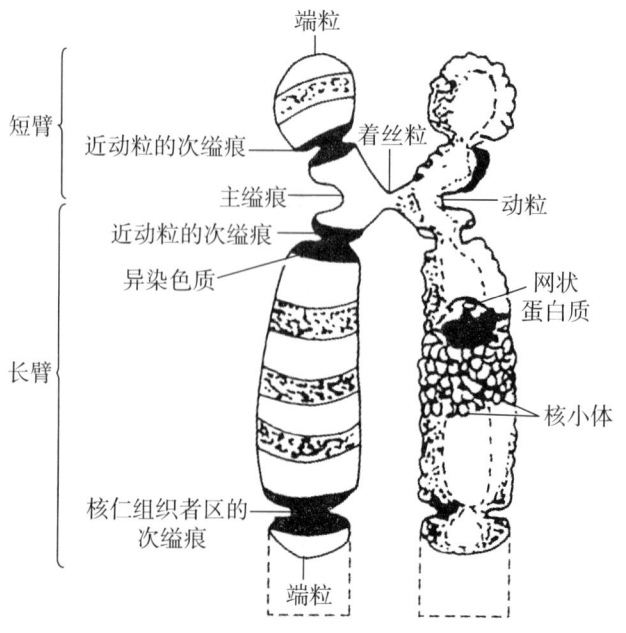

图 8-3 中期染色体的结构特征

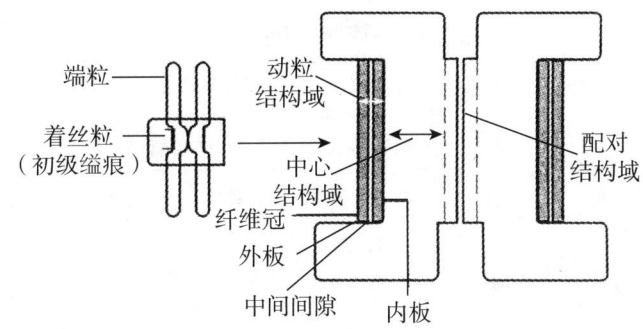

图 8-4 着丝粒 - 动粒复合体的结构示意图

染色体的四种类型

染色体的着丝粒，所在位置有意义，根据着丝粒位置，分为四种染色体。

表 8-12 染色体的类型

类型	说明
中着丝粒染色体	着丝粒位于染色体纵轴的 1/2 ~ 5/8
亚中着丝粒染色体	着丝粒位于染色体纵轴的 5/8 ~ 7/8
近端着丝粒染色体	着丝粒位于染色体纵轴的 7/8 ~ 末端
端着丝粒染色体	着丝粒位于染色体纵轴的末端，没有短臂

注释：人类没有端着丝粒染色体。

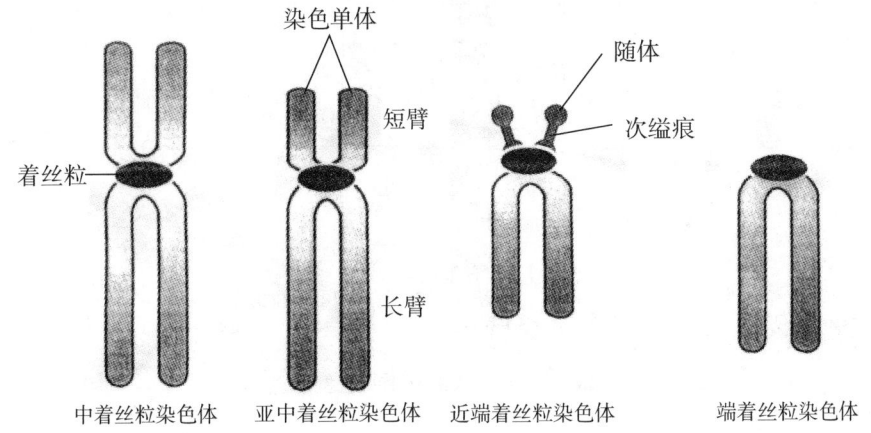

图 8-5 根据着丝粒位置将染色体分类

核型与带型

研究染色体图像,核型带型不能忘。

表 8-13 人类染色体分组及主要形态特征

组序	染色体号	大小	着丝粒位置	随体	次缢痕
A	1~3	最大	1、3 为中,2 为亚中		1 常见
B	4~5	次大	亚中		
C	6~12,X	中等	亚中		9 常见
D	13~15	中等	近端	有	13 偶见
E	16~18	小	16 为中,17、18 为亚中		16 常见
F	19~20	次小	中		
G	21~22,Y	最小	近端	有,Y 无	

注释:正常人体细胞染色体数目为 46 条,按国际统一标准被分为 7 组,配成 23 对,其中 1~22 对染色体为男女所共有,称常染色体(autsomal chromosome);另一对 X 与 Y 为性染色体(sex chromosome)。正常男性为 46,XY;正常女性为 46,XX。

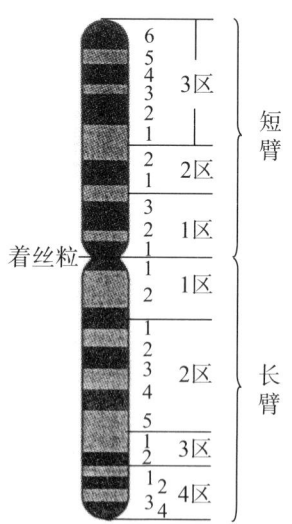

图 8-6 人类 1 号染色体的带型示意图

三、核仁

📖 核仁的结构

纤维中心是核心，内含 rRNA 基因，致密纤维与颗粒，均在中心之附近。
充填核仁是基质，核仁活动有保证。

表 8-14　核仁——在细胞核内位于染色体次缢痕附近

结构	位置	结构及作用
纤维中心	核仁中心	由核仁内染色质伸入到核仁内形成的，其 DNA 袢上有 rRNA 基因
致密纤维成分	纤维中心周边	能活跃的转录 rRNA
颗粒成分	核仁周边	是正在加工、处理不同成熟阶段核糖体亚基的前体颗粒；将其加工组装成为核糖体大小亚基
核仁基质	充填于核仁中	提供支撑，支持核仁活动

📖 核仁的功能

rRNA 能生成，亚基组装亦核仁。

表 8-15　核仁的功能

核仁的功能	说明
是 rRNA 基因转录和加工的场所	能生成 rRNA
是核糖体亚基装配的场所	45S rRNA + 蛋白质 ↓ 80S 核糖核蛋白体 ↓ 丢失一些 rRNA、蛋白质 18S ↓ + 蛋白质 40S（小亚基）　　　28S+5.8S ↓ +5S + 蛋白质 60S（大亚基）

四、核基质

核基质是纤维网，支持稳定 DNA，胞核功能有多种，核基质也有作为。

表 8-16　核基质的功能

核基质的功能	说明
参与 DNA 复制	①核基质上锚泊 DNA 复制复合体 ②核基质上结合新合成的 DNA ③核基质上 DNA 的复制效率高

核基质的功能	说明
参与基因转录和加工	①核基质与基因转录活性密切相关 ②核基质参与 RNA 的加工修饰
参与染色体构建	对 DNA 的空间构型起着支持、稳定和维系作用
与细胞分化相关	核基质的发达状况与核内 RNA 合成能力、细胞分化程度密切相关

五、细胞核的功能

核是细胞之核心,生命活动来调控,遗传信息储藏地,复制转录在核中。

表 8-17 细胞核的功能意义

细胞核功能	说明
是细胞生命活动的调控枢纽	蛋白质是生命活动的主要表现形式,而蛋白质是基因表达的产物
是蕴藏和控制遗传信息的中心	DNA 以染色质的形式存在于细胞核中,蕴藏和控制着遗传信息
控制细胞代谢、生长、分化和繁殖等生命活动	通过基因表达及其调控来实现
使遗传信息的复制、转录和翻译过程在时空上分离	①DNA 复制:在核中进行,是在多个复制起点上进行的半保留复制;DNA 复制为半不连续性复制;端粒酶能保持 DNA 复制时染色体末端的完整性 ②遗传信息的转录及核糖体大小亚基组装在核中进行 ③翻译加工在细胞质中进行:确保真核细胞基因准确而高效的表达

DNA 的复制

DNA 复 DNA,双链解开各新配。A-T、G-C 对应补,成链有赖聚合酶。
半旧半新两子链,形若单轨分双轨。

表 8-18 原核生物 DNA 复制的过程

复制过程	说明
复制起始	
辨认起始点,形成引发体	DNA A 蛋白辨认起始点,DNA B 蛋白有解螺旋作用,DNA C 蛋白使 DNA B 组装到复制起始点,引物酶合成引物。引发体是由 DNA A 蛋白、DNA B 蛋白(解螺旋酶)、DNA C 蛋白、引物酶和 DNA 的起始复制区域共同形成的一个复合结构
双链 DNA 解成单链	由解螺旋酶、拓扑酶、单链 DNA 结合蛋白(SSB)配合形成复制叉
引物生成	前导链与后随链分别由引发体中引物酶催化合成引物,后随链在复制中需多次生成引发体。引物为 DNA 聚合酶提供 3'-OH 末端,使 DNA 复制可以开始

续表

复制过程	说明
复制方向	原核生物例如 E.coli，是从固定的起始点 ori C 开始，只有 1 个复制起始点，同时向 2 个方向进行复制，称为双向复制
复制的延长	在 DNA 聚合酶Ⅲ作用下，按照碱基配对原则，逐个催化加入脱氧核苷酸。由于 DNA 双链的走向相反，复制时 2 条子链复制的走向也相反。前导链可顺着解链方向延伸。后随链复制方向与解链方向相反，复制时需要解链达足够长度，然后在引发体作用下，合成许多冈崎片段。因此，DNA 复制具有半不连续性
复制的终止	复制的最后阶段，由 RNA 酶切去前导链和后随链中的引物，引物空隙由 DNA pol Ⅰ以 d NTP 为原料延长填补。DNA 连接酶在 ATP 供能情况下，催化 DNA 链 3'-OH 末端与相邻 DNA5-p 末端，形成 3',5' 磷酸二酯键，成为连续的子链，从而完成 DNA 的复制过程

六、细胞核与疾病

胞核功能有异常，多种疾病见临床。常见多种遗传病，更与胞核有相关。

表 8-19 细胞核与疾病

细胞核与疾病	说明
细胞核异常与肿瘤	肿瘤细胞核较大，核质比增高，核膜增厚，核孔数目增多，核仁大而多，组蛋白磷酸化程度升高；染色质形成染色体时可出现有丝分裂相
核转运异常与疾病	前列腺癌及雄激素不敏感可能与雄激素受体不能正常入核有关
遗传物质异常与遗传病	①染色体异常可引起染色体病：如唐氏综合征、先天性睾丸发育不全等 ②基因突变引起基因病：如短指、色盲、血友病等单基因病，少年型糖尿病、冠心病等多基因病
端粒异常与疾病	一些与年龄老化相关疾病，如高血压、糖尿病、动脉粥样硬化和恶性肿瘤等，都可能与端粒异常有关

第九章 基因信息的传递与蛋白质合成

一、基因及其结构

基因及其信息流向

基因就是DNA,结构调控两大类。基因信息之流向,中心法则人人知:复制转录与翻译,表达产物蛋白质。

表 9-1 基因及其信息流向

项目	说明
基因	是细胞内遗传物质的最小功能单位,是负载有特定遗传信息的DNA片段
基因分类	①结构基因:编码非调控因子的任何蛋白质和RNA的基因 ②调控基因:通过编码蛋白质或RNA来调节其他基因的表达
基因信息流向	分子生物学的中心法则: ①复制:遗传信息可由亲代DNA通过半保留复制传递给子代DNA ②转录:以DNA为模板合成RNA的过程 ③翻译:以mRNA为模板指导蛋白质生物合成的过程

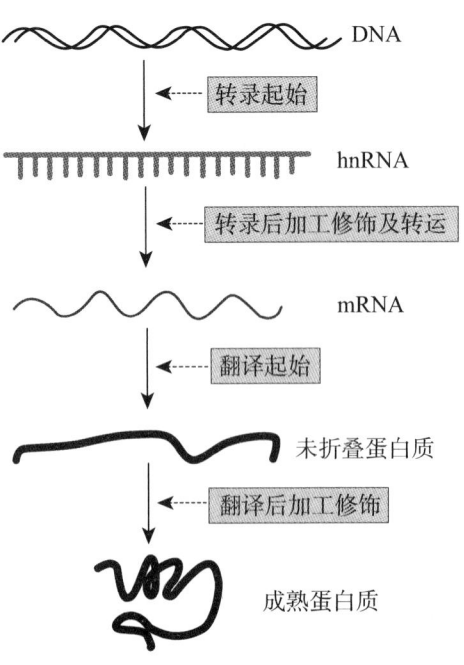

图 9-1 基因表达及其调控

真核基因组的结构特点

真核基因特点多,归纳起来五六个。

表 9-2　真核基因组的结构特点

特点	说明
基因的编码序列所占比例小	占 1%～5%,远小于非编码序列
含大量重复序列	可分高度、中度和低度三种重复序列
存在多基因家族和假基因	一个多基因家族可有多个基因,假基因是不能表达 DNA 的序列
具有可变剪接	约 60% 的基因具有可变剪接
基因组 DNA 与蛋白质结合形成染色体,储存于细胞核内	①除配子细胞外,体细胞的基因组为二倍体 ②人基因组分布在 22 条常染色体和 2 条性染色体,但不是均匀分布 ③线粒体 DNA 是核外遗传物质,可以独立编码线粒体中的一些蛋白质
人基因组有 2 万多个基因	说明基因组大小和基因组数量在生物进化中可能并不重要,人的基因较其他生物体可能更为有效

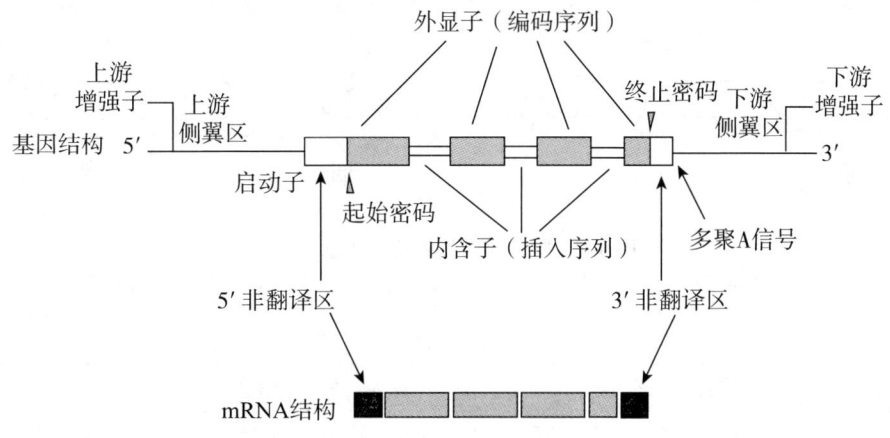

图 9-2　真核生物断裂基因

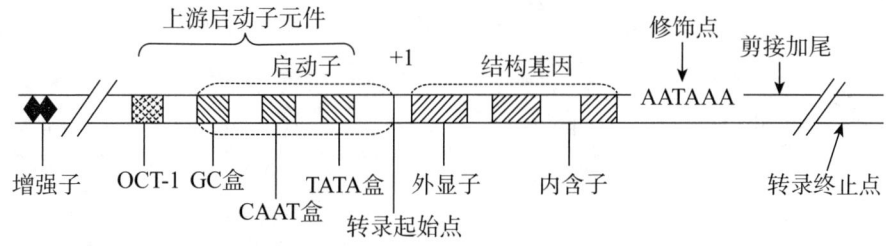

OCT-1:ATTTGCAT八聚体

图 9-3　真核基因的一般结构

二、基因的转录和转录后加工

原核基因和真核基因的转录

(1)
DNA 转 RNA，A-U、G-C 双双配，起止信号选择性，新链连接棒靠酶。

(2)
RNA 之转录，基本步骤分三步：起始延长与终止，原核真核不全同。

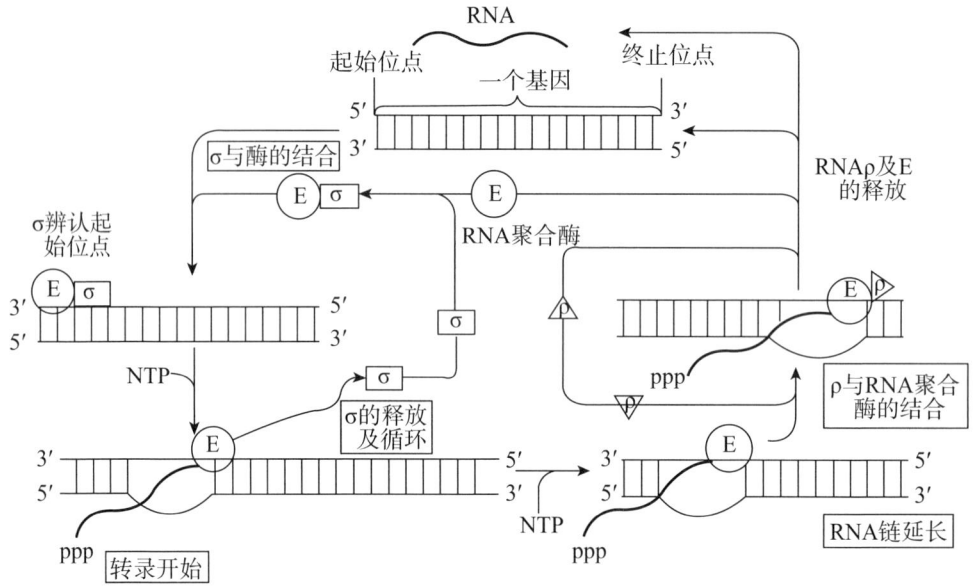

图 9-4　原核细胞基因转录的基本过程

原核细胞与真核细胞转录的基本过程相似，均可分为起始、延长及终止三个阶段

表 9-3　RNA 的转录过程

	原核生物	真核生物
转录单位	1个转录单位含有1、2或10余个结构基因	1个转录单位含有1个结构基因
起始	不需要引物	不需要引物
启动子	σ因子	多种蛋白质参与，比原核生物复杂
增强子	无	有
参与启动的酶	RNA-pol 全酶（α2ββ'σ）	RNA-pol 催化合成不同 RNA
酶的种类	只有一种	有多种
延长	合成新链沿 5'→3' 前进	合成新链沿 5'→3' 前进
参与延长的酶	RNA-pol 核心酶（σ脱落）	RNA-pol

续表

	原核生物	真核生物
转录复合物	RNA-pol 核心酶-DNA-DNA	与原核的大致相似
终止	①依赖 ρ 因子 ②转录出的茎-环结构阻止转录 ③ A-U 配对弱 ④ DNA 双链结构的回归	①依赖于终止序列，过修饰点后，内切将 hnRNA 切下来 ②切下来后马上加上 poly A 尾

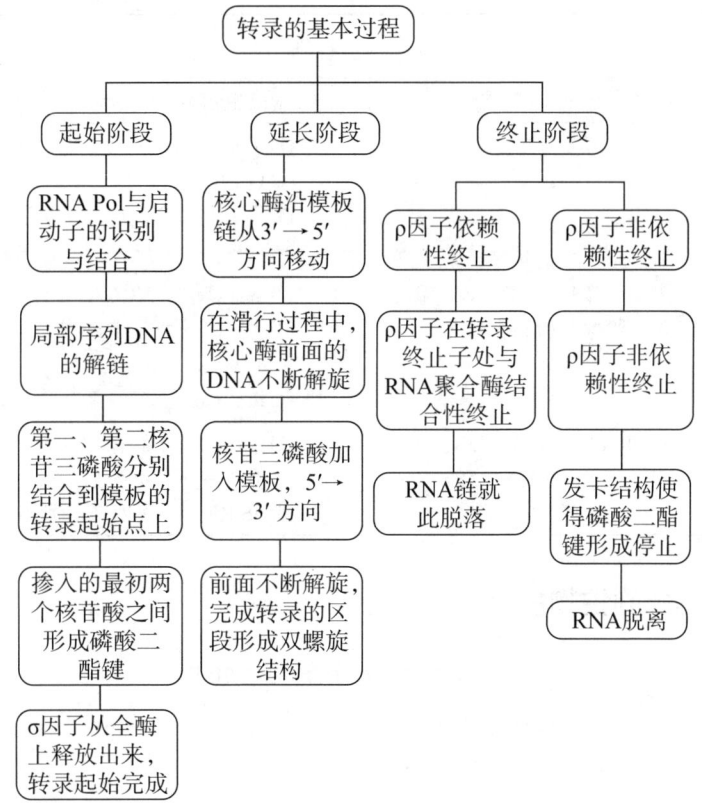

图 9-5 原核细胞的基因转录

原核基因与真核基因的转录后加工

RNA 转录后，多数需要再加工，经过剪切修饰等，才能具有其功能。

表 9-4　原核细胞三种 RNA 的转录后加工方式

RNA 种类	加工方式	加工过程
mRNA	很少经历加工	也有发现需要添加 3′-polyA 的现象
tRNA	剪切和修饰	①由 RNA 酶 P 切除多余的核苷酸序列 ②碱基修饰
rRNA	剪切和修饰	①由特定的 RNA 酶催化，将初级转录产物剪成 16S、23S 和 5S 三个片段 ②修饰的主要形式是核糖 2′-羟基的甲基化

表 9-5　转录后加工

	原核生物 RNA 转录	真核生物 RNA 转录
mRNA 的加工	一般不需要加工	①5′ 端加帽，3′ 端加尾（polyA 尾） ②G 的甲基化 ③剪除内含子，连接外显子
tRNA 的加工	①剪接：5′ 前导序列及 3′ 拖尾序列 ②添加修复：3′CCA 序列 ③某些碱基的化学修饰	①剪切：5′ 前导序列及内含子 ②添加修复：3′CCA 序列 ③某些碱基的化学修饰 　甲基化：A → mA 　脱氨反应：某些腺苷酸 → I（稀有碱基）
rRNA 的加工	30S RNA → 16S、23S、5S → rRNA 前体 → 16S、23S、5S → rRNA	①剪切：前体的自我剪接 ②化学修饰：甲基化反应 ③5S RNA 无需加工，可参与核糖体组成

三、蛋白质的生物合成

参与蛋白质合成的物质

RNA 译蛋白质，mRNA 是模子，tRNA 作载体，rRNA 为产地，氨基酸则是原料，其他因子来协助。

表 9-6　参与蛋白质合成的物质

参与蛋白质合成的物质	说明
mRNA	mRNA 携带指导蛋白质合成的密码，遗传密码具有通用性、简并性、连续性和方向性特点
tRNA	既能识别 mRNA 上的密码子，又能携带特定的氨基酸，是蛋白质合成的接合器
核糖体	是由 rRNA 和蛋白质组成的大分子复合物，由大小两个亚基组成，是蛋白质合成的场所
多种蛋白质因子	协助蛋白质的合成
20 种氨基酸	是合成蛋白质的原料

原核细胞与真核细胞核糖体成分的比较

核糖体有两亚基,原核真核有差异。临床多种抗生素,专抑细菌核糖体。

表 9-7 原核细胞与真核细胞核糖体成分的比较

核糖体成分	原核生物	真核生物
完整核糖体	70S	80S
核糖体大亚基	50S	60S
组成大亚基的 rRNA	① 23S,含 2900 个核苷酸 ② 5S,含 120 个核苷酸	① 28S,含 4700 个核苷酸 ② 5.8S,含 160 个核苷酸 ③ 5S,含 120 个核苷酸
组成大亚基的蛋白质	34 种	约 49 种
核糖体小亚基	30S	40S
组成小亚基的 rRNA	16S,含 1540 个核苷酸	18S,含 1900 个核苷酸
组成小亚基的蛋白质	21 种	约 33 种

蛋白质合成的一般过程

耗能活化氨基酸,蛋白合成做准备;大小亚基组装后,肽链合成即起始;
根据密码运氨酸,tRNA 守其职;核酸氨酸一带一,领队入场正好比;
进位成肽及转位,肽链不断被延伸;终止密码出现时,肽链合成即停止;
肽链合成终止后,各类核酸即分离。

表 9-8 蛋白质合成过程

蛋白质合成过程	说明
氨基酸活化	是蛋白质生物合成的预备阶段
起始过程	形成起始复合物
肽链延长	是多因子参与的核糖体循环过程 核糖体循环包括三个步骤:进位、成肽和转位
肽链合成终止过程	包括三个步骤:①终止密码的辨认;②肽链和 mRNA 等的释出;③核糖体大小亚基解聚

原核细胞与真核细胞蛋白质合成过程的比较

两者相互做对比,既有相同又相异。

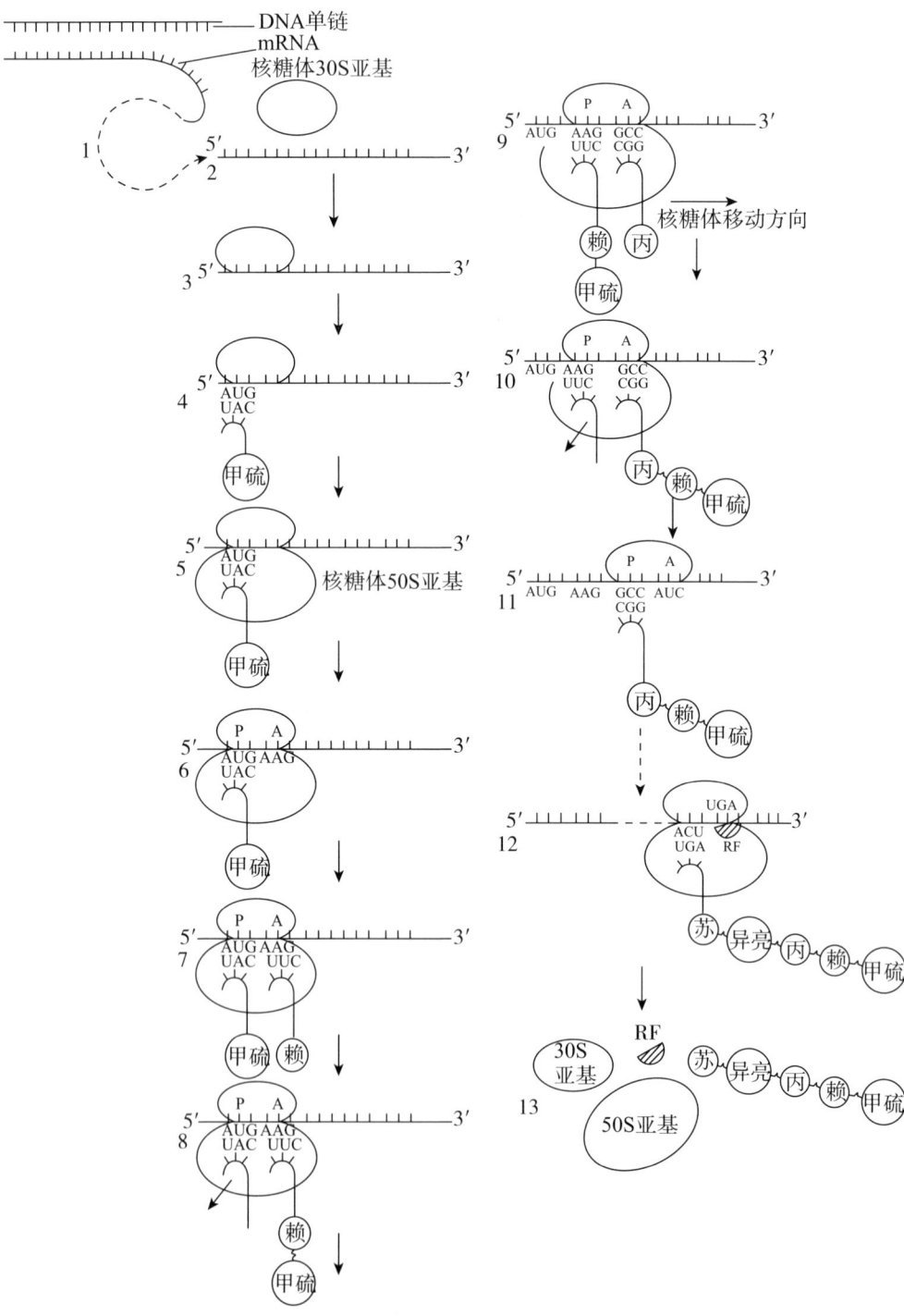

图 9-6 蛋白质多肽链的合成过程

表 9-9 原核细胞与真核细胞蛋白质多肽链合成过程的主要差别

不同点	原核细胞	真核细胞
mRNA	1 条 mRNA 编码几种蛋白质（多顺反子）	1 条 mRNA 编码一种蛋白质（单顺反子）
	转录后很少加工	转录后进行首尾修饰及剪接
	转录、翻译和 mRNA 的降解可同时发生	在细胞核内合成，加工后进入细胞质，再作为模板指导翻译
核糖体	30S 小亚基 +50S 大亚基，70S 核糖体	40S 小亚基 +60S 大亚基，80S 核糖体
起始阶段	起始氨基酰 -tRNA 为 fMet-tRNAfMet	起始氨基酰 -tRNA 为 Met-tRNAiMet
	核糖体小亚基先与 mRNA 结合，再与 fMet-tRNAfMet 结合	核糖体小亚基先与 Met-tRNAiMet 结合，再与 mRNA 结合
	mRNA 的 S-D 序列与 16S rRNA3' 端的一段互补序列结合，有 3 种 IF 参与起始复合物的形成	mRNA 的帽子结构与帽子结合蛋白复合物结合，至少有 10 种 eIF 参与起始复合物的形成
延长阶段	延长因子为 EF-Tu、EF-Ts 和 EF-G	延长因子为 eEF-1α、eEF-1βγ 和 eEF-2
终止阶段	释放因子为 RF-1、RF-2 和 RF-3（有 3 种）	释放因子为 eRF（只有一种）
抑制剂	抗生素	白喉毒素、植物毒素等
相同点	①密码相同 ②组分相似：核蛋白体、tRNA、mRNA、20 种氨基酸和各种蛋白因子 ③合成过程相似：起始、延长和终止 ④都存在多聚核糖体	

表 9-10 复制、转录与翻译的比较

项目	复制	转录	翻译
原料	4 种 dNTP	4 种 NTP	20 种 α- 氨基酸
主要酶和因子	DNA 聚合酶、DNA 拓扑异构酶、引物、DNA 解链酶、DNA 连接酶、DNA 结合蛋白	RNA 聚合酶、ρ 因子等	氨基酰 -tRNA 合成酶、转肽酶、起始因子、延长因子等
模板	DNA	DNA	mRNA
链延长方向	5' → 3'	5' → 3'	N 端→ C 端
方式	半保留复制	不对称转录	核糖体循环
配对方式	A=T, C≡G	A=U, T=A, C≡G	三联体密码子——相应氨基酸
产物	DNA	RNA	蛋白质
加工	一般不需加工	经加工分别形成 mRNA、tRNA 和 rRNA	加工生成具有生物活性的蛋白质

肽链合成后的加工修饰

肽链合成后加工，加工方式有多种。

表 9-11 肽链合成后的加工修饰

肽链合成后的加工修饰	说明
一级结构的修饰	改变了多肽链氨基酸的组成和性质，包括： ①肽链氨基端的修饰 ②共价修饰 ③多肽链的水解修饰
高级结构的修饰	包括亚基聚合、多肽折叠和辅基连接

蛋白质的降解

蛋白可以被降解，降解途径有两条。

表 9-12 蛋白质降解途径

蛋白质降解途径	说明
泛素-蛋白酶体途径	是细胞内蛋白质选择性降解的主要途径
ATP 非依赖途径	在溶酶体中进行降解，降解产物可为合成新的蛋白质提供原料

四、基因表达的调控

（一）基因表达的一般特点

基因表达转与译，表达产物蛋白质，具有时空特异性，表达方式有多种，诱导阻遏互协调，调控复杂多层次。

表 9-13 基因表达的一般特点

基因表达特点	说明
时间性和空间性	某一特定基因表达严格按照一定的时间顺序发生，称为时间特异性；一种基因产物在个体不同组织或器官中表达，称为空间特异性。这些特点是由基因启动子等调控序列与调节蛋白相互作用决定的
有组成性表达和诱导/阻遏表达两种方式	①组成性表达：指不太受环境变动而变化的一类基因表达 ②适应性表达：指环境变化容易使其表达水平变动的一类基因表达。应环境条件变化基因表达水平增高的现象称为诱导，降低的现象则称为阻遏

(二) 原核基因的表达调控——操纵子调节转录

乳糖操纵子

调控区分四成分，结构基因分三种，分别编码三种酶，乳糖利用有保证。

表 9-14　乳糖操纵子的结构与功能

乳糖操纵子的结构		功能
调控区	阻遏基因 $LacI$	表达产生的阻遏物
	启动序列 P_{lac}	结合 RNA 聚合酶的 DNA 序列
	操纵序列 O_{lac}	可结合阻遏物，是 RNA 聚合酶能否通过的开关
	CAP 结合位点	在启动序列 P 的上游，与分解代谢物基因激活蛋白（CAP）结合
结构基因	LacZ	β-半乳糖苷酶基因，编码 β-半乳糖苷酶　　此三酶参与乳糖的利用
	LacY	β-半乳糖苷通透酶基因，编码 β-半乳糖苷通透酶
	LacA	β-半乳糖苷 2 酰转移酶基因，编码 β-半乳糖苷乙酰化酶

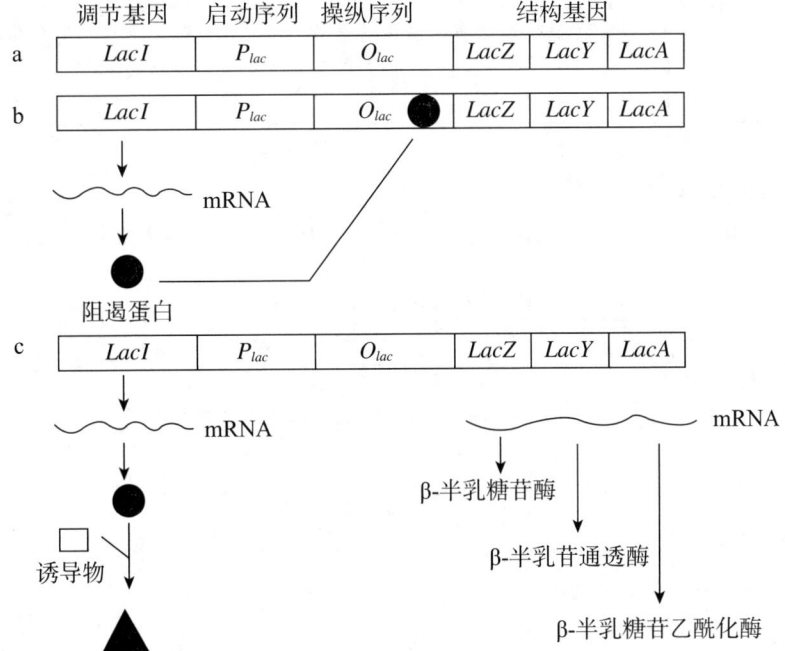

图 9-7　乳糖操纵子的结构及其负调控作用

a. 乳糖操纵子的结构；b. 无乳糖时，结构基因关闭；c. 有乳糖时产生诱导物，结构基因开放。大肠杆菌乳糖操纵子（lac operon）的基本结构为 3 个结构基因（structural gene）、1 个启动序列 P_{lac}、1 个操纵序列 O_{lac} 和 1 个调节基因 $LacI$。3 个结构基因 LacZ、LacY 和 LacA 分别编码 β-半乳糖苷酶、β-半乳糖苷通透酶和 β-半乳糖苷乙酰化酶。启动序列 P_{lac} 为 RNA 聚合酶辨认和结合的位点。调节基因 $LacI$ 编码阻遏蛋白，后者可结合到操纵序列 O_{lac} 上使 RNA 聚合酶不能从启动序列 P_{lac} 处进入到结构基因上，因而结构基因的表达被关闭。在 P 的上游还有分解代谢物基因激活蛋白（CAP）结合的位点

阻遏蛋白和CAP对乳糖操纵子的调控作用

细菌乳糖操纵子，调节代谢产能量，优先利用葡萄糖，无葡萄糖时用乳糖。

表 9-15 阻遏蛋白和 CAP 对乳糖操纵子的调控机制

项目	诱导剂			
	有葡萄糖、有乳糖	有葡萄糖、无乳糖	无葡萄糖、无乳糖	无葡萄糖、有乳糖
阻遏蛋白负性调节（封闭操纵序列）	无作用	有作用（封闭转录）	有作用（封闭转录）	无作用
cMAP、CAP 正性调节	无（由于有葡萄糖时，cMAP↓，阻碍 cMAP 与 CAP 结合）	不能发挥作用	无意义	有（去阻遏）
乳糖操纵子结构基因转录活性	抑制	抑制	抑制	活性增强
结构基因表达	无（关闭或表达极低）	无（关闭）	无（关闭）	有（打开）
意义	利用葡萄糖是最节能的，因此细菌优先利用葡萄糖供能	减少营养物质和能量的浪费	减少营养物质和能量的浪费	利用乳酸分解产物

（三）真核基因表达调控

基因表达可调控，调控方式有多种，产物质量要保证，转录水平最为重。

表 9-16 真核基因表达调控

调控点	说明
转录水平调控	是真核细胞基因表达的主要控制点 ①顺式作用元件是能够调控基因表达的特殊 DNA 序列 ②反式作用因子通过顺式作用元件调控基因表达 ③真核细胞的阻遏蛋白也参与基因表达的负性调控 ④染色质通过结构重塑调控基因转录 ⑤非编码 RNA 能调节基因转录
RNA 加工水平调控	主要途径是剪接
翻译水平调控	与起始因子磷酸化密切相关

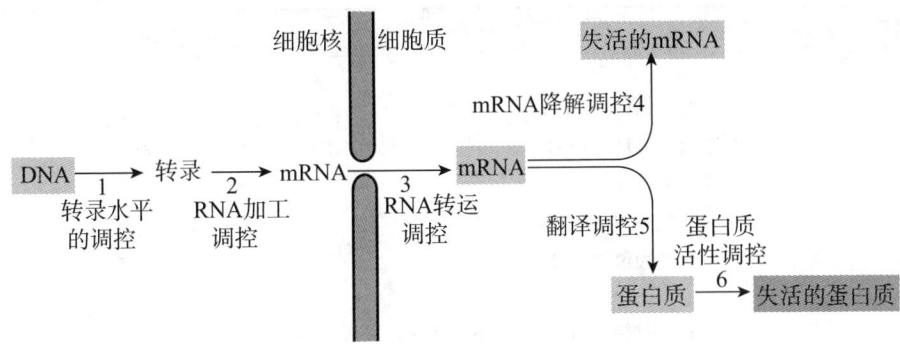

图 9-8　真核基因表达调控的途径

五、基因的信息传递与医学

基因表达和调控，出现异常可致病，细菌表达有差异，研制药物可抗菌。

表 9-17　基因的信息传递与医学

基因的信息传递与医学	说明
基因表达调控异常与疾病	在基因表达过程中的任何环节出现错误都可能影响基因的正常表达，从而引发疾病，例如：转录因子 TBX5 显性突变可引起心手综合征
蛋白质降解异常与疾病	如果蛋白质降解出现异常就会影响细胞的多种功能，从而引起疾病，如阿尔茨海默病（老年性痴呆），其主要病变是神经元内神经原纤维缠结的形成及细胞外 β- 淀粉样蛋白老年斑的沉积
基于原核与真核生物蛋白质合成体系差异研制抗生素等药物	例如，链霉素和卡那霉素通过与原核生物核糖体小亚基结合，使其构象改变，引起读码错误，使细菌蛋白质没有活性，从而起到抑菌作用

抑制蛋白质生物合成的抗生素

临床多种抗生素，能抑原核核糖体，病菌蛋白难合成，杀菌抑菌显效应。

表 9-18　抑制蛋白质生物合成的抗生素作用环节

作用环节	作用	举例
影响翻译起始	①引起 mRNA 在核糖体上错位，阻碍翻译起始复合物的形成	伊短菌素、螺旋霉素
	②影响 tRNA 的就位和 IF-3 的功能	伊短菌素

续表

作用环节	作用	举例
影响翻译延长干扰进位	①结合与30S亚基A位，抑制氨基酰-tRNA的进位 ②降低EF-Tu的GTP酶活性，抑制EF-Tu与氨基酰-tRNA结合 ③阻止EF-Tu从核糖体释出	四环素、土霉素 粉霉素 黄色霉素
引起读码错误	①结合于30S亚基解码部位附近区域，严重影响翻译准确性 ②与16S rRNA和rpS12结合干扰30S亚基的解码部位，引起读码错误	巴龙霉素、链霉素 潮霉素B、新霉素
影响肽键形成	①其结构与某种氨基酰tRNA相似，进入核糖体A位后易脱落，中断肽链合成 ②影响核糖体50S亚基的功能，抑制肽键的形成	嘌呤霉素 氯霉素、林可霉素、红霉素等
影响转位	①抑制EF-G的酶活性，阻止核糖体循环的转位过程 ②结合于核糖体30S亚基，阻碍小亚基变构，抑制EF-G催化的转位反应	夫西地酸等 大观霉素

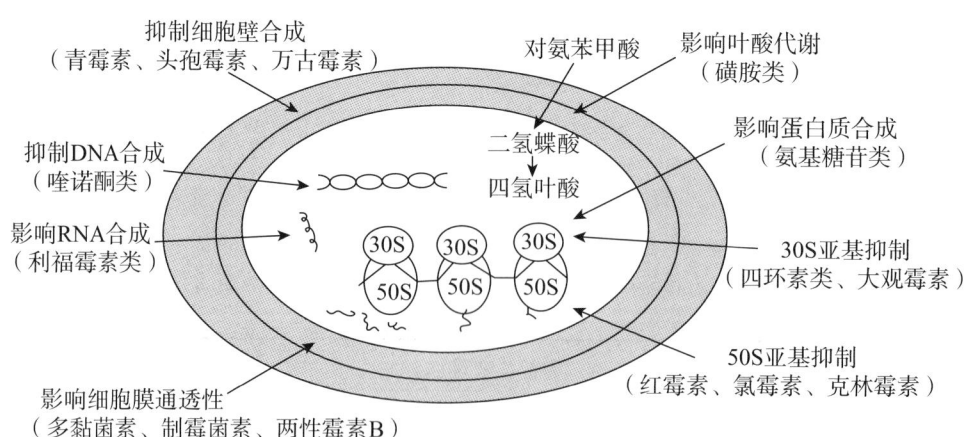

图9-9 抗菌药物的作用机制示意图

第十章 细胞连接与细胞黏附

一、细胞连接

细胞连接三类型,封闭锚定与通讯。紧密连接属封闭,间隙突触属通讯,锚定连接分两种,黏着连接与桥粒。

表 10-1 细胞连接的类型

功能分类	结构分类	主要特征	主要分布
封闭连接	紧密连接	相邻细胞膜形成封闭素	上皮细胞、脑微血管内皮细胞
锚定连接	黏着连接	肌动蛋白丝参与的锚定连接	
	黏着带	细胞-细胞连接	上皮细胞
	黏着斑	细胞-细胞外基质连接	上皮细胞基底面
	桥粒连接	中间纤维参与的锚定连接	
	桥粒	细胞-细胞连接	心肌细胞、上皮细胞
	半桥粒	细胞-细胞外基质连接	上皮细胞基底面
通讯连接	间隙连接	由连接子介导细胞通讯连接	大多数动物组织细胞
	化学突触	神经细胞突触通讯连接	神经元之间和神经-肌细胞间

二、细胞黏附

细胞表面主要细胞黏附分子家族

黏附分子家族多,按照功能分三个。

表 10-2 细胞表面主要细胞黏附分子家族

黏附分子类型	主要成员	Ca^{2+}/Mg^{2+} 依赖性	在胞内相连的细胞骨架成分	参与的细胞连接
介导细胞与细胞黏着				
钙黏着蛋白	E,N,P-钙黏着蛋白	+	肌动蛋白丝	黏着带
	桥粒-钙黏着蛋白	+	中间纤维	桥粒
选择素	P-选择素	+		—
免疫球蛋白超家族	神经细胞黏附分子	—		—
血细胞整联蛋白	$\alpha_1\beta_2$	+	肌动蛋白丝	—

续表

黏附分子类型	主要成员	Ca^{2+}/Mg^{2+}依赖性	在胞内相连的细胞骨架成分	参与的细胞连接
介导细胞-细胞外基质黏着				
整联蛋白	20多种类型	+	肌动蛋白丝	黏着斑
	$\alpha_6\beta_4$	+	中间纤维	半桥粒
质膜蛋白聚糖	多配体蛋白聚糖	−	肌动蛋白丝	−

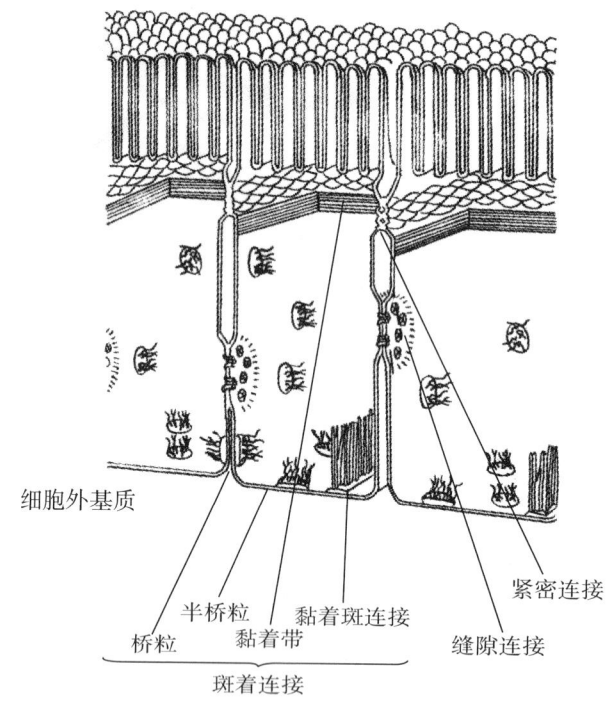

图 10-1　动物细胞的连接方式

细胞黏附分子的结构特点

细胞黏附分子多，均为穿膜糖蛋白；膜内膜外分三区，各区分工来负责；
胞外区能识配体，膜区胞质传信息。

表 10-3　细胞黏附分子的结构特点

结构特点	说明
化学本质	均为穿膜糖蛋白
分布	
①胞外区	较长，肽链的 N 端部分，带有糖链，是与配体识别的部分
②穿膜区	多为一次穿膜的 α-螺旋
③胞质区	较短，肽链的 C 端部分，可与质膜下的细胞骨架成分或与细胞内的信号转导蛋白结合

黏附分子介导细胞识别与黏附的方式

黏附分子万能胶，介导黏附与识别，结合方式有三种，同亲异亲与连接。

表 10-4　黏附分子介导细胞识别与黏附的方式

方式	说明
同亲型结合	相邻细胞表面的同种黏附分子间的相互识别与结合
异亲型结合	相邻细胞表面的不同种黏附分子间的相互识别与结合
连接分子依赖性结合	相邻细胞表面的黏附分子借细胞外的连接分子相互识别与结合

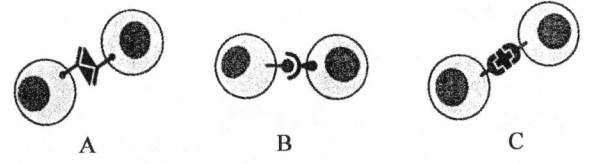

图 10-2　细胞间黏附的三种方式
A. 同亲型结合；B. 异亲型结合；C. 连接分子依赖性结合

钙黏着蛋白家族

钙黏蛋白大家族，活动需要钙参与，黏附细胞与细胞，信号转导亦参与。

表 10-5　钙黏着蛋白家族部分成员

名称	主要分布	与细胞连接关系	在小鼠中失活后的表型
E-钙黏着蛋白	上皮细胞	黏着连接	胚泡细胞不能聚集在一起，死于胚泡时期
N-钙黏着蛋白	神经、心脏、骨骼肌及成纤维细胞	黏着连接及化学突触	因心脏缺陷而死于胚胎时期
P-钙黏着蛋白	胎盘、表皮	黏着连接	异常乳腺发育
VE-钙黏着蛋白	血管内皮细胞	黏着连接	血管异常发育（由于内皮细胞凋亡）

注释：上述几种最常见的钙黏着蛋白称为典型钙黏着蛋白（classical cadherin），具有细胞黏着和信号转导功能，其细胞内或细胞外结构域在序列组成上高度相似。此外还有一些非典型钙黏着蛋白，在结构序列组成上差异较大，主要功能是介导细胞黏着，如桥粒中的钙黏着蛋白。

选择素

选择素分三类型，黏附白C与内皮。

表10-6 选择素

选择素家族成员	功能
L-选择素	白细胞与内皮细胞黏附，参与炎症反应 淋巴细胞归巢至外周淋巴结和集合淋巴小结
P-选择素	白细胞与内皮细胞黏附，参与炎症反应
E-选择素	白细胞与内皮细胞黏附，参与炎症反应

整联蛋白

整联蛋白两亚基，黏附C与外基质，细胞之间互作用，转导信号传信息。

表10-7 整联蛋白

整联蛋白	说明
结构特点	是由α和β两个亚基组成的异二聚体穿膜蛋白
功能	①介导细胞间相互作用或反应 ②介导细胞与细胞外基质间的相互作用 ③在信号传递中发挥重要作用，可启动信号转导，调节细胞的行为，如细胞的迁移、增殖、分化、存活和凋亡等基本生命活动

免疫球蛋白超家族的黏附分子

免球蛋白超家族，黏附分子富含有。

表10-8 免疫球蛋白超家族的黏附分子

命名	配体	定位	细胞诱导因子
LFA-2（CD2）	LFA-3	淋巴细胞	
CD28	B7-1、B7-2		
CTLA-4	B7-1、B7-2、B7-3		
B7-1（CD80）	CD28、CTLA-4	淋巴细胞	+
B7-2（CD86）	CD28、CTLA-4	巨噬细胞	+

续表

命名	配体	定位	细胞诱导因子
ICAM-1（CD54）	LFA-1、Mac-I	多种细胞	+
ICAM-2（CD102）	LFA-1	内皮细胞	-
ICAM-3（CD50）	LFA-1		
LFA-3（CD58）	LFA-2	多种细胞	-
VCAM-1（CD106）	LFA-4	激活的内皮细胞	+
PECAM-1（CD31）	PECAM-1	内皮细胞、白细胞、血小板	
NCAM（CD56）Ng-CAM		神经组织	
CEA		结肠黏膜细胞	

表 10-9 主要细胞黏附分子结构与功能（小结）

分组（族）	基本结构	识别的主要配体	主要黏附功能举例
选择素	膜外区有同源的外源凝集素域等	糖链	介导白细胞、血小板、与活化血管内皮细胞间暂时黏附
整合素	α和β链共价连接的异源双体	细胞外基质（纤连蛋白、层粘连蛋白）Ig-SF 成员	介导细胞与基质定位黏附和稳定连接 介导白细胞与血管内皮细胞可移动黏附
免疫球蛋白超家族 Ig-SF	膜外区含免疫球蛋白结构域	整合素 Ig-SF 其他成员 Ig-SF 同一种成员	介导白细胞与血管内皮细胞可移动黏附 介导白细胞间的黏附 如神经黏附分子（N-CAM）间结合，联系发育中的神经细胞
钙黏素	同源性强的 723～748 个氨基酸组成的单链糖蛋白，其外在 N 端可结合钙	同一种钙黏素成员	参与局部与桥粒连接，介导亲同性相互作用

第十一章 细胞外基质及其与细胞的相互作用

一、细胞外基质的主要组成成分

细胞外基质成分,主含多糖蛋白质,支持营养和保护,细胞活动亦参与。

表 11-1 细胞外基质

细胞外基质	说明
定义	细胞外基质是指由细胞分泌到细胞外空间的分泌蛋白和多糖以及由它们所构成、的精密有序的网络结构
组成成分	①糖胺聚糖与蛋白聚糖,能形成水性胶状物,是细胞外基质的基础 ②胶原和弹性蛋白,赋予细胞外基质一定强度和韧性 ③非胶原糖蛋白,纤连蛋白和层粘连蛋白,能促使细胞基质结合
功能	①对组织细胞起支持、保护、保水、营养作用 ②影响细胞的存活和发育 ③参与细胞迁移 ④与细胞增殖和分化密切相关 ⑤维持细胞形态 ⑥参与细胞代谢活动

(一)糖胺聚糖与蛋白聚糖

糖胺聚糖——由重复的二糖单位构成的直链多糖

糖胺聚糖之组成,二糖单位多重复。根据组成分六种,广泛分布组织中。

表 11-2 糖胺聚糖的分子特性及组织分布

糖胺聚糖	重复二糖单位	组织分布
透明质酸	D-葡糖醛酸,N-乙酰葡糖胺	结缔组织、皮肤、软骨、滑液、玻璃体
硫酸软骨素	D-葡糖醛酸,N-乙酰葡糖胺	软骨、角膜、骨、皮肤、动脉
硫酸皮肤素	L-葡糖醛酸或艾杜糖醛酸[*], N-乙酰葡糖胺	皮肤、血管、心瓣膜、韧带
硫酸乙酰肝素	D-葡糖醛酸或艾杜糖醛酸[*], N-乙酰葡糖胺	肺、动脉、细胞表面
肝素	D-葡糖醛酸或艾杜糖醛酸[*], N-乙酰葡糖胺	肺、肝、皮肤、肥大细胞
硫酸角质素	D-半乳糖,N-乙酰葡糖胺	软骨、角膜、椎间盘

注释:[*]艾杜糖醛酸是由差向异构酶催化糖链中的D-葡糖醛酸进行差向异构化而生成的;根据糖残基的性质、连接方式、硫酸化数量和存在的部位,糖胺聚糖可分为6种。

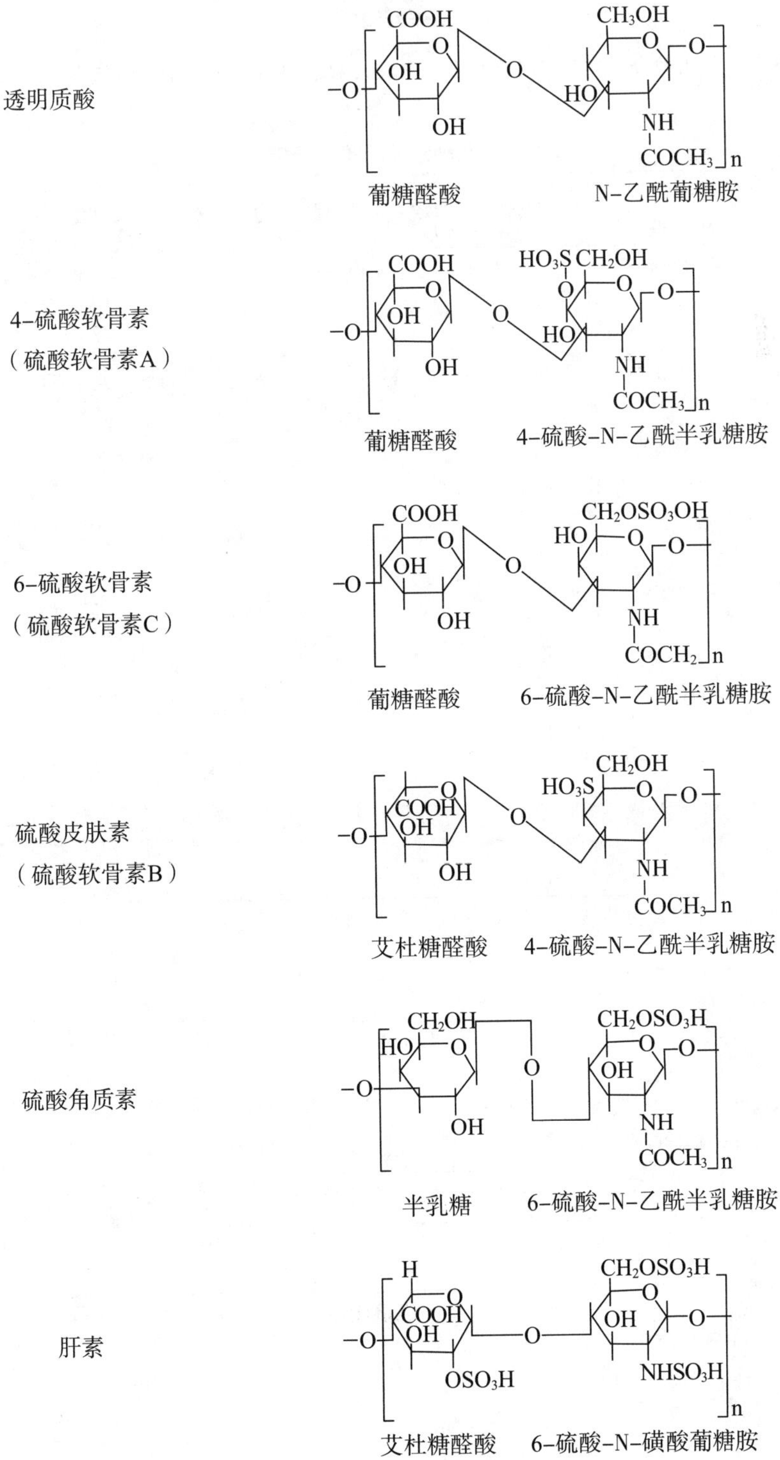

糖胺聚糖	二糖单位
透明质酸	葡糖醛酸 — N-乙酰葡糖胺
4-硫酸软骨素（硫酸软骨素A）	葡糖醛酸 — 4-硫酸-N-乙酰半乳糖胺
6-硫酸软骨素（硫酸软骨素C）	葡糖醛酸 — 6-硫酸-N-乙酰半乳糖胺
硫酸皮肤素（硫酸软骨素B）	艾杜糖醛酸 — 4-硫酸-N-乙酰半乳糖胺
硫酸角质素	半乳糖 — 6-硫酸-N-乙酰半乳糖胺
肝素	艾杜糖醛酸 — 6-硫酸-N-磺酸葡糖胺

图 11-1　几种糖胺聚糖的二糖单位结构

蛋白聚糖

蛋白聚糖两组分，各种聚糖蛋白质，支持连接和黏着，分布结缔组织中。

表 11-3　几种常见的蛋白聚糖

蛋白聚糖名称	核心蛋白分子量	GAG 链类型	GAG 链数目	分布	功能
聚集蛋白聚糖（聚集素）(aggrecan)	210 000	硫酸软骨素+硫酸角质素	～130	软骨	机械支持；与透明质酸形成大的聚合体
β-蛋白聚糖（乙聚糖）(betaglycan)	36 000	硫酸软骨素/硫酸皮肤素	1	细胞表面和胞外基质	结合 TGF-β
饰胶蛋白聚糖（装饰素）(decorin)	40 000	硫酸软骨素/硫酸皮肤素	1	结缔组织	与 I 型胶原原纤维和 TGF-β 结合
串珠蛋白聚糖（渗滤素）(perlecan)	60 0000	硫酸类肝素	2～15	基膜	在基膜中起过滤和结构作用
丝甘蛋白聚糖（丝甘素）(serglycan)	20 000	硫酸软骨素/硫酸皮肤素	10～15	白细胞中的分泌泡	协助包装和贮存分泌分子
黏结蛋白聚糖-1 (syndecan-1)	32 000	硫酸软骨素+硫酸类肝素	1～3	成纤维细胞和上皮细胞表面	细胞黏合；结合 FGF 和其他生长因子

注释：蛋白聚糖是由糖胺聚糖和核心蛋白共价结合形成的高分子复合物。

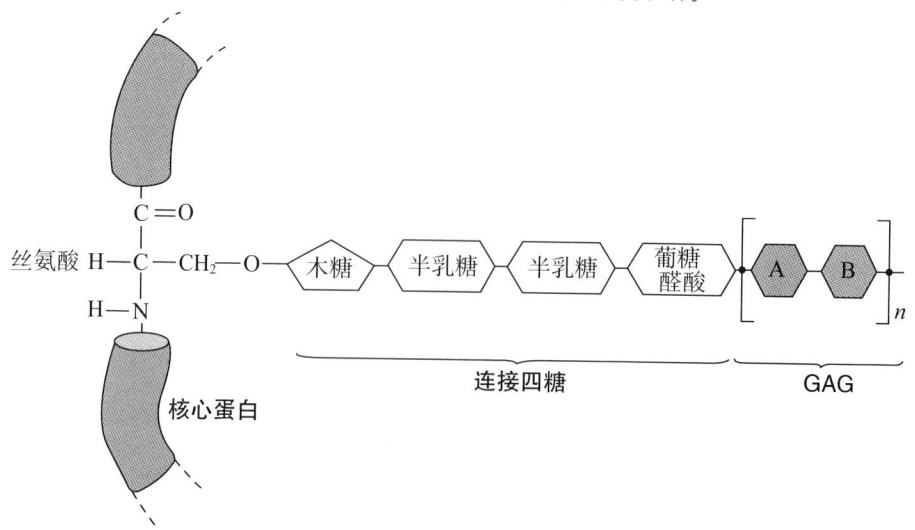

图 11-2　蛋白聚糖中的 GAG 链与核心蛋白的连接方式

单一的连接四糖首先与核心蛋白的丝氨酸共价连接，GAG 链的其余部分主要由重复的二糖单位组成

糖胺聚糖与蛋白聚糖的功能

组成细胞外基质，各种聚糖功能殊。

表 11-4　糖胺聚糖与蛋白聚糖的功能

功能	说明
使组织具有弹性和抗压性	能维持组织的形态，防止机械损伤
对物质转运有选择渗透性	具有分子筛的作用
角膜中蛋白聚糖具有透光性	能让光线进入眼内，参与构成眼的折光系统
糖胺聚糖有抗凝血作用	因其能与某些凝血因子结合，抑制凝血因子的作用
细胞表面的蛋白聚糖有传递信息作用	可将细胞外信息传到细胞内引起效应
糖胺聚糖和蛋白聚糖与组织老化有关	其结构变化与老化过程有关

糖胺聚糖和蛋白聚糖与医学的关系

多种疾病之发生，蛋白聚糖有关系。

表 11-5　糖胺聚糖和蛋白聚糖与医学的关系

相关疾病	说明
恶性肿瘤	恶性肿瘤组织中蛋白聚糖的结构、含量、种类的改变，与肿瘤细胞的增殖与转移有关；多糖恶性肿瘤细胞还能合成多能蛋白聚糖，并分泌到细胞外基质中
动脉粥样硬化	动脉血管平滑肌细胞可合成多种蛋白聚糖，可促进动脉粥样硬化的发生和形成；血管内皮细胞合成某些蛋白聚糖有抗动脉粥样硬化的作用
骨关节炎	蛋白聚糖丢失是关节软骨组织中最早发生的事件之一
黏多糖病	该病是由于糖胺聚糖分解代谢酶缺陷引起糖胺聚糖不能完全降解的溶酶体贮积症
感染	一些致病微生物往往通过与细胞膜上的某些蛋白聚糖相互作用而侵入细胞内引起感染

（二）胶原与弹性蛋白

胶原

胶原纤维绳索状，3 股肽链盘绕成。富含甘氨脯氨酸，胶原类型有多种。

表 11-6 胶原主要类型及其特性

类型	分子式	聚合形式	组织分布	突变表型
I	$[\alpha_1(I)]_2[\alpha_2(I)]$	纤维	皮肤、肌腱、骨、韧带、角膜等	严重的骨缺陷和断裂
II	$[\alpha_1(II)]_3$	纤维	软骨、脊索、玻璃体等	软骨缺陷、矮小症状
III	$[\alpha_1(III)]_3$	纤维	皮肤、血管、体内器官	皮肤易破、关节松软、血管易破
V	$[\alpha_1(V)]_2[\alpha_2(V)]$	纤维（结合I型胶原）	与I型胶原共分布	皮肤易破、关节松软、血管易破
XI	$\alpha_1(XI)\alpha_2(XI)\alpha_3(XI)$	纤维（结合II型胶原）	与II型胶原共分布	近视、失明
IX	$\alpha_1(IX)\alpha_2(IX)\alpha_3(IX)$	与II型胶原侧面结合	软骨	骨关节炎
IV	$[\alpha_1(IV)]_2[\alpha_2(IV)]$	片层状（形成网络）	基膜	血管球形肾炎、耳聋
VII	$[\alpha_1(VII)]_3$	锚定纤维	复层鳞状上皮下方	皮肤起疱
XVII	$[\alpha_1(XVII)]_3$	非纤维状	半桥粒	皮肤起疱
XVIII	$[\alpha_1(XVIII)]_3$	非纤维状	血管基膜	近视、视网膜脱离、脑积水

注释：分子式一栏中罗马数字代表胶原类型，α_1、α_2、α_3 分别代表肽链类型，中括号外的数字代表肽链数目。

胶原的功能及与疾病的关系

胶原功能有多种，能抗拉力有韧性，基质好比混凝土，胶原好比似钢筋，胶原缺乏或受损，临床可致多种病。

表 11-7 胶原的功能及与疾病的关系

胶原	说明
胶原的功能	
在不同组织中行使不同功能	在皮肤中能抗张力；在肌腱中能增加韧性承受巨大拉力；参与构成基膜等
与细胞的增殖和分化有关	是细胞黏附的基质成分，能诱导细胞分化
在发育的不同阶段表达不同类型的胶原	在皮肤，胎儿含大量Ⅲ型胶原，成人以Ⅰ型胶原为主。老年人胶原分子交联增多，组织变得僵硬
与疾病的关系	①维生素C缺乏导致维生素C缺乏病（又称坏血病） ②遗传性胶原病，如成骨发育不全综合征 ③免疫性胶原病，如类风湿关节炎等

弹性蛋白

弹性蛋白纤维状，两种短肽交替成，常呈卷曲无规则，组织坚韧有弹性。

表 11-8 弹性蛋白

弹性蛋白	说明
结构特点	是高度疏水性非糖基化纤维蛋白，约含 750 个氨基酸残基，呈无规则卷曲。弹性蛋白肽链由 2 种类型短肽段交替排列构成，一种是疏水短肽，赋予分子以弹性；另一种短肽为富含丙氨酸及赖氨酸残基的 α 螺旋，负责在相邻分子间形成交联
功能	构成细胞外基质中弹性纤维网络的主要成分，赋予组织一定强度和弹性
与疾病关系	马方综合征：病变累及富含弹性纤维的组织，患者骨骼及关节畸形，身材异常瘦长，严重者易发生主动脉破裂

（三）非胶原糖蛋白

非胶原性糖蛋白，纤连蛋白层粘连，构成基膜之成分，参与修复与粘连。

表 11-9 纤连蛋白与层粘连蛋白

项目	纤连蛋白	层粘连蛋白
结构特点	均由相似的亚单位（220 kD 左右）组成	是一种高分子量糖蛋白，分子量 820～850 kD，长 70 nm，由 3 条不同的多肽链组成的异三聚体
功能	①介导细胞与细胞外基质间的黏着 ②参与细胞迁移 ③参与组织创伤修复	①是基膜的主要组分，直接或间接控制细胞的活动 ②在早期胚胎中保持细胞间黏附、细胞极性及细胞分化 ③有助于体外神经元存活
与疾病的关系	与肝疾病、肾小球肾炎、创伤愈合瘢痕过度形成、癌细胞转移等有关	与糖尿病肾病、肾小球肾炎、扩张型心肌病与心肌炎、癌细胞生长和转移有关

二、基膜——细胞外基质的特化结构

特化结构外基质,基膜主含四组分,构成网格能筛滤,上皮细胞能生根。

表 11-10　基膜的组成成分及功能

基膜的组成成分	功能
Ⅳ型胶原	构成基膜的框架结构
层粘连蛋白	基膜中主要蛋白质成分
巢蛋白	Ⅳ型胶原与层粘连蛋白之间联系的桥梁,在基膜组装中起重要作用
渗滤素	性属蛋白聚糖,与细胞外基质其他成分交联结合,共同构成基膜的网络结构,在肾小球基膜中对原尿的生成具有筛滤作用

三、细胞外基质与细胞间的相互作用

各种细胞外基质,能与细胞互作用,细胞分泌外基质,细胞活动基质控。

表 11-11　细胞外基质与细胞间的相互作用

相互作用	说明
细胞外基质对细胞生物学行为的影响	①细胞外基质影响细胞的形态结构 ②细胞外基质影响细胞的生存与死亡 ③细胞外基质调节细胞的增殖 ④细胞外基质参与细胞的分化调控 ⑤细胞外基质影响细胞的迁移
细胞对细胞外基质的影响	①细胞外基质是由其所在组织细胞分泌的 ②细胞外基质成分的降解是在细胞的控制下进行的

第十二章 细胞的信号转导

一、细胞外信号

细胞外信号转导，神经递质和激素，局部介质及气体。

表 12-1 细胞外信号分子

项目	激素	局部介质	神经递质
定义	内分泌细胞合成的，经血液或淋巴循环到达机体各部位的靶细胞，又叫内分泌信号	由各种类型的细胞合成并分泌到细胞外液中的信号分子，又称旁分泌信号	由神经元的突触前膜终端释放，作用于突触后膜上的特殊受体，又称神经信号
作用特点	①距离远，范围大、作用时间较为持久 ②一种内分泌细胞基本上只分泌一种激素	不进入血液，通过细胞外液的介导，作用于附近的靶细胞 ①大部分只作用于周围细胞，如各种细胞因子 ②少数能作用于自身细胞，如前列腺素不仅能够控制临近细胞的活动，还能作用于自身细胞	作用时间短、作用距离短
举例	胰岛 B 细胞分泌胰岛素、甲状腺细胞分泌甲状腺激素、甲状旁腺细胞分泌甲状旁腺素、肾上腺细胞分泌肾上腺素、睾丸和卵巢分泌性激素、垂体分泌的参与细胞通讯的激素（有 3 种类型：蛋白质与肽类激素、类固醇激素、氨基酸激素）	生长因子、前列腺素、NO	乙酰胆碱、去甲肾上腺素

细胞外信息物质影响细胞功能的途径

胞外信使两类型，水溶性与脂溶性，水溶性者难透膜，经膜受体传信息，
脂溶性者透过膜，进入胞内起效应。

表 12-2 细胞外信息物质影响细胞功能的途径

信息物质	受体	引起细胞内的变化
神经递质		
乙酰胆碱、谷氨酸、氨基丁酸	膜受体	引起离子通道开闭
生长因子		
类胰岛素生长因子-1、表皮生长因子、血小板衍生生长因子	膜受体	引起酶蛋白和功能蛋白的磷酸化和脱磷酸化，改变细胞的代谢和基因表达
激素		
蛋白质、多肽及氨基酸衍生激素	膜受体	同上
类固醇激素、甲状腺素	胞内受体	调节转录
维生素		
维生素A、维生素D	胞内受体	调节转录

二、受体

受体种类

受体可以分两类，位于胞膜或胞内。

表 12-3 受体种类

受体种类	说明
膜受体	
离子通道型受体	受体与离子通道偶联
G蛋白偶联受体	通过间接调节G蛋白活性进行信号转导
酪氨酸蛋白激酶型受体	受体本身具有酪氨酸激酶活性
胞内受体	
胞浆受体	存在于细胞质中，其配体多为脂溶性小分子、甾体类激素、甲状腺素类激素、维生素D等
核受体	存在于细胞核中，如维生素D_3受体等

G 蛋白

G 蛋白，有多种，相应受体和信使，组成信号转导系，细胞活动受调制。

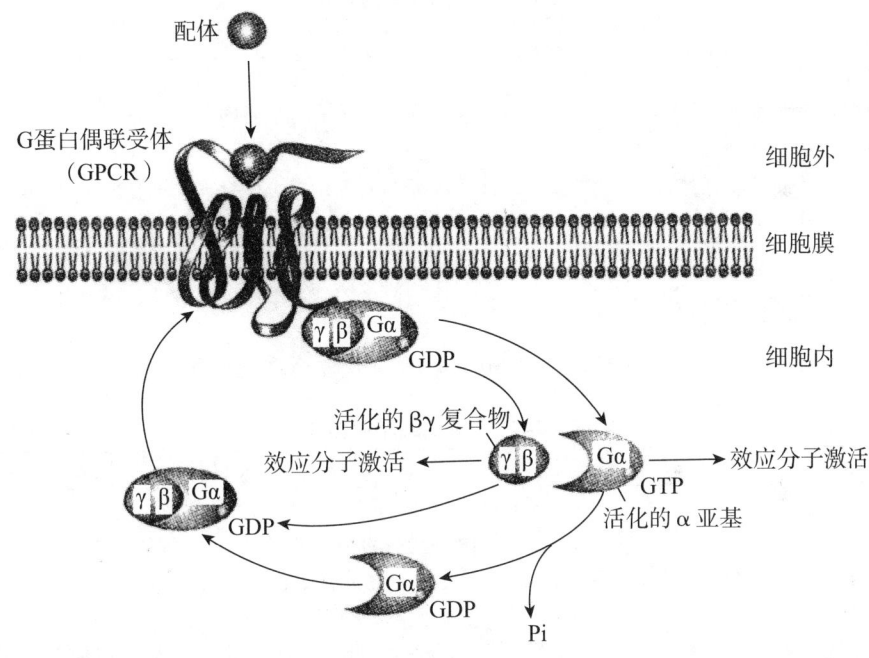

图 12-1　G 蛋白循环

G 蛋白的激活过程：配体与受体的结合改变受体构象，再引起 G 蛋白构象改变，α 亚基对 GDP 的亲和力下降，释放 GDP，与 GTP 结合，与 βγ 亚基解离，成为活化状态的 α 亚基。α 亚基再激活细胞内的各种效应分子将信号进一步传递；α 亚基具有内在 GTP 酶活性，将 GTP 水解成 GDP，α 亚基重新与 βγ 亚基结合形成三聚体，回到静止状态，G 蛋白这种有活性和无活性状态的转换称为 G 蛋白循环

表 12-4　信号转导中 G 蛋白的生物学特性

G 蛋白种类	α 亚基	偶联受体	对效应蛋白的作用
Gs	αs	β-肾上腺素、降钙素及其相关受体、胰高血糖素受体、组胺 H2 受体、ACTH 受体、LH 受体、嘌呤 2 受体	激活腺苷酸环化酶，激活 Ca^{2+} 通道，抑制 Na^+ 通道
Gi	αi	α2 肾上腺素、血管紧张素、生长激素抑制受体、嘌呤 1 受体、DA2 受体	抑制腺苷酸环化酶
Gp	αp	α1 肾上腺素、促甲肾上腺素、α 凝血酶受体、加压素受体、缓激肽受体、代谢型谷氨酸受体	激活磷脂酶 C

受体作用的特点

受体配体相结合，高度特异亲和力，受体作用可调节，既可饱和又可逆。

表 12-5　受体作用的特点

特点	说明
能选择性地与特定配体结合	受体能识别、结合配体
受体与配体亲和力强	结合后能产生显著的生物学效应
受体与配体结合具有可饱和性	是细胞控制其对胞外信号反应程度的一种方式
受体与配体结合具有可逆性	结合后可以分离，使受体能被再次利用
受体与配体结合可受调节	通过磷酸化和去磷酸化进行调节

三、细胞内信使

胞内第二信使多，cAMP 与 cGMP，DAG 与 IP3，气体分子钙离子。

表 12-6　主要的细胞内信使

细胞内信使	说明
cAMP 信使体系	cAMP 通过 PKA 调节细胞生理活动
cGMP 信使体系	cGMP 通过蛋白激酶 G（PKG）介导细胞效应
二酰甘油/肌醇三磷酸信使体系（DAG/IP3 信使体系）	IP3 通过启动细胞内 Ca^{2+} 信号系统起效应 DAG 通过激活 PKG 启动调节效应
钙离子/钙调蛋白信使体系	主要调节细胞收缩、运动、分泌和细胞分裂等活动

四、信号转导与蛋白激酶

信号转导的特点

转导分子须激活，激活机制相类同。过程级联能放大，转导途径有异同。
转导途径入胞内，相互交叉能协同。

表 12-7　信号转导的特点

信号转导的特点	说明
信号转导分子的激活机制具有类同性	主要使蛋白质磷酸化和去磷酸化，这类酶主要是蛋白质丝氨酸/苏氨酸激酶、酪氨酸激酶等
信号转导过程为级联反应	通过激活一系列酶活性，起到逐级放大作用，使细胞产生明显的效应
信号转导途径具有通用性和特异性	①通用性：同一条信号转导途径可在细胞的多种功能效应中发挥作用，使信号转导途径呈现保守和经济的特点 ②特异性：保证对细胞功能进行精细的调节
细胞内信号转导途径相互交叉	①一条信号转导途径的成员可激活或抑制另一条信号转导途径 ②不同的信号转导途径可通过同一效应蛋白或同一基因调控区，彼此协调的发挥作用

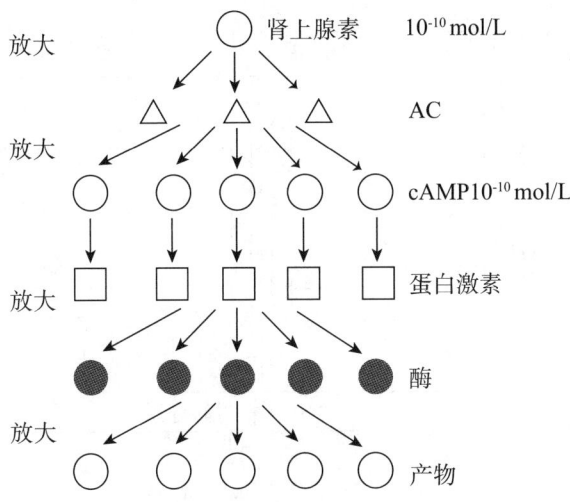

图 12-2　信号转导的级联放大效应

信号转导过程中有一系列酶促级联放大反应，因而使调节信号的作用不断放大，发挥强大的调节作用

蛋白激酶

蛋白激酶有多种，促使蛋白磷酸化，催化反应传信息，生物效应能放大。

表 12-8　蛋白激酶

蛋白激酶	说明
酪氨酸激酶（PTK）	
受体型 PTK	是一种膜受体，其在细胞内区域有 1 个或几个专一的酪氨酸残基，当与配体结合后，细胞内区域发生自身磷酸化，活化的受体 PTK 进一步作用于 ras 蛋白、腺苷酸环化酶和多种磷脂酶等底物
非受体型 PTK	它们在结构上均含有保守性结构域，常与一些非催化性受体偶联，在信号转导中起作用。非受体型 PTK 在细胞膜内侧与受体相偶联。当受体与配体结合后，非受体型 PTK 活化，并进一步激活与转录相关的调节蛋白，由此影响基因的转录
蛋白质丝氨酸/苏氨酸激酶	主要作用是通过变构而激活蛋白质，催化底物蛋白质丝氨酸/苏氨酸残基磷酸化，PKA、PKC、PKG、钙调蛋白依赖性蛋白激酶和丝裂原活化蛋白激酶等均属此类

跨膜信号转导概况

信号跨膜来转导，基本方式两大类；信号分子脂溶性，可以直接入胞内，信号分子水溶性，需要求助膜受体。有的受体是通道，有的受体就是酶，有的受体在表面，还与 G 蛋白耦联，信号分子达受体，再由受体传胞内。

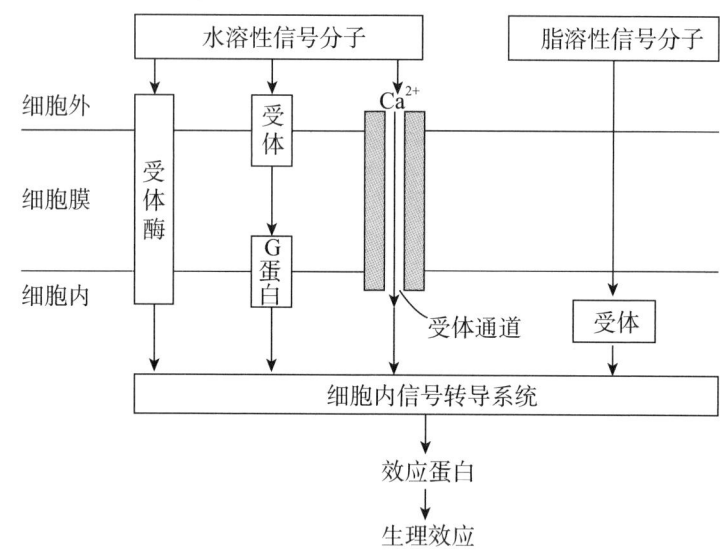

图 12-3 受体介导的细胞信号转导概况

几种细胞信号转导通路

信号转导有通路，转导通路有多种，多数通过膜受体，少数直接入胞中。

表 12-9 几种细胞信号转导通路

信号转导通路	说明
跨膜信号转导通路	
G 蛋白偶联受体介导的信号转导通路	是最常见的信号转导通路（图 12-4）
MAPK 信号转导通路	通路中的级联激活是多条分支通路的中心（图 12-5）
JAK-STAT 信号转导通路	借助 JAK 激活 STAT 而最终影响到基因的转录调节（图 12-6）
Wnt/β-Cat 信号转导通路	由 Wnt 蛋白相应受体及调节蛋白等成分构成，能调控细胞的增殖、分化和发育过程（图 12-7）
TGF-β 信号转导通路	通过细胞内信号分子 Smad 将细胞外信号转导到细胞核内（图 12-8）
TNF/NF-κB 信号转导通路	参与细胞内的炎症和应激反应（图 12-9）
细胞内受体介导的信号转导通路	亲脂性激素等能透过细胞膜与胞内受体结合，通过核受体影响靶细胞 DNA 的转录过程发挥作用（图 12-10）

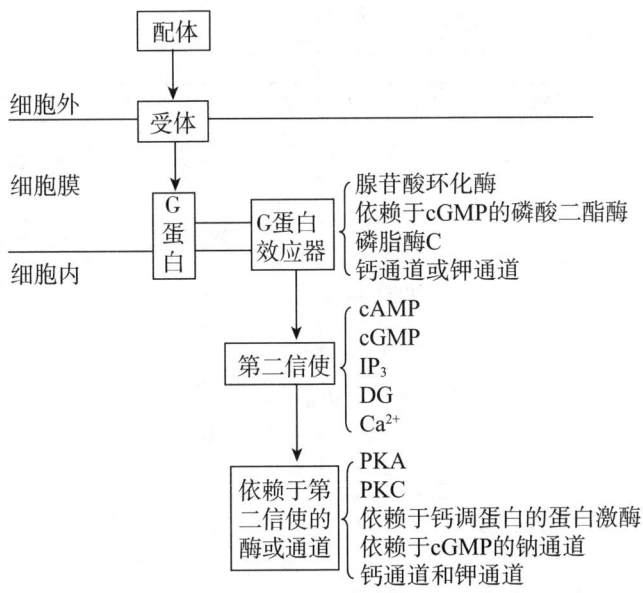

图 12-4　G 蛋白偶联受体介导的跨膜信号转导

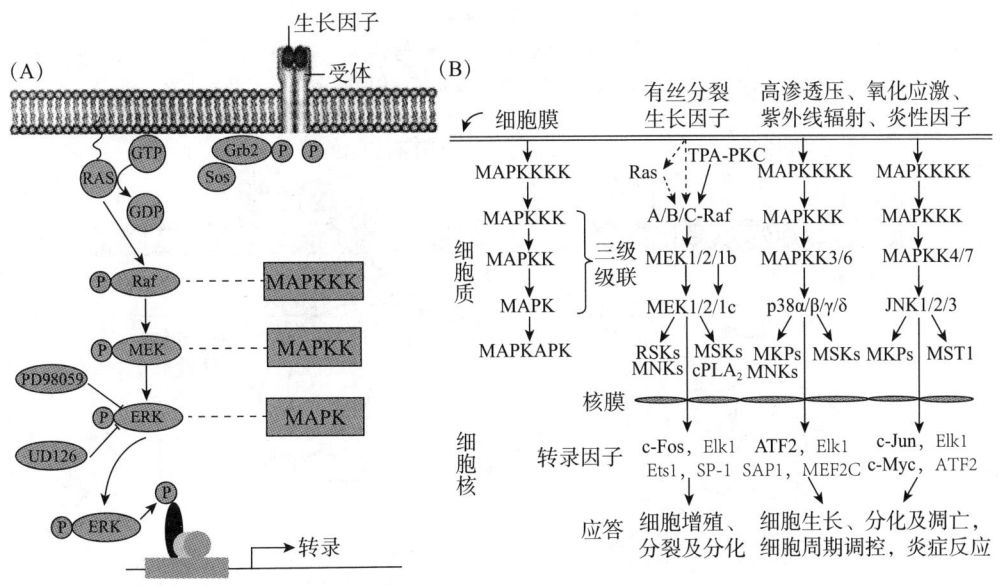

图 12-5　MAPK 信号通路（A）及其组成（B）

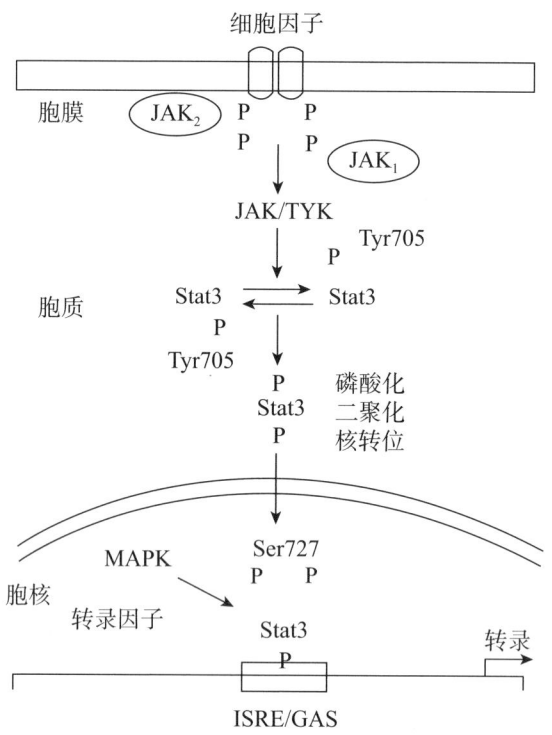

图 12-6 JAK-STAT 信号转导

STAT（stat）：转录活化因子，本通路主要是细胞因子介导的信号转导通路

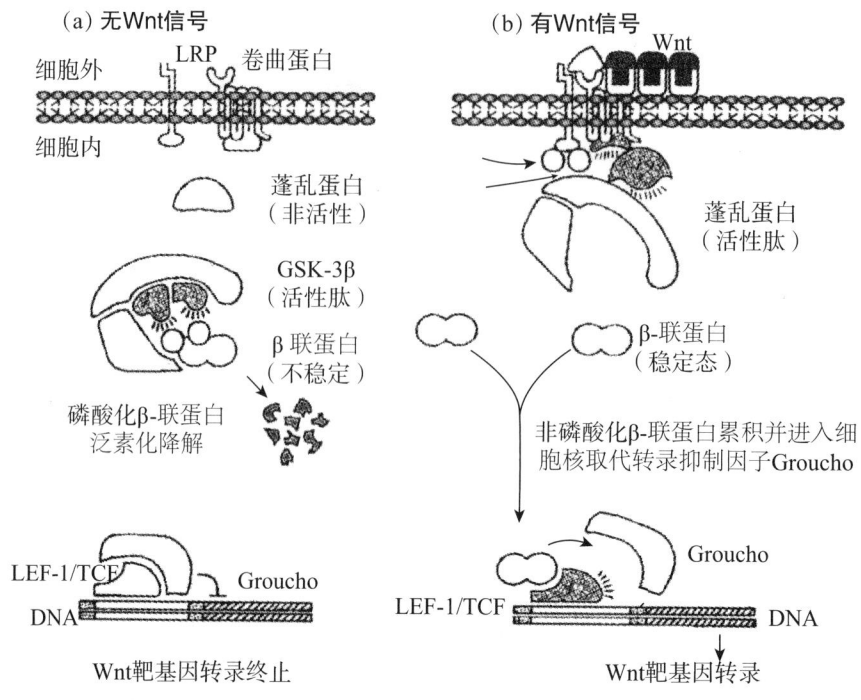

图 12-7 Wnt/β-Cat 信号通路

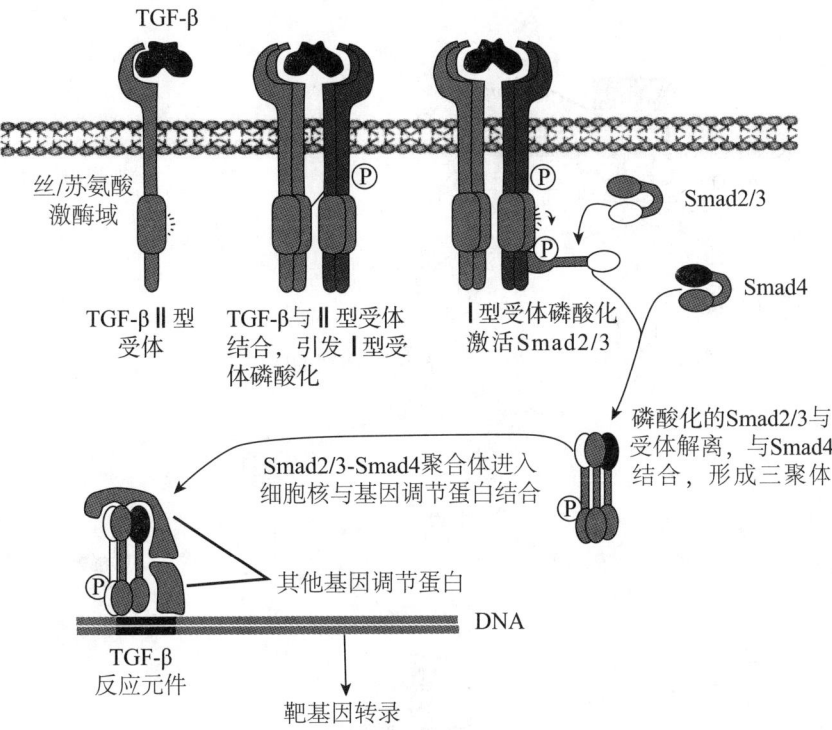

图 12-8　TGF-β 激活丝氨酸/苏氨酸激酶介导的信号转导途径

G 蛋白偶联受体介导的跨膜信号转导

化学信使到胞外，先与受体相结合，受体激活 G 蛋白，调节信息转胞内，G 蛋白的作用广，激活效应器分子，后者多为蛋白酶，第二信使能产生，再来激活多种酶，逐级放大产效应。

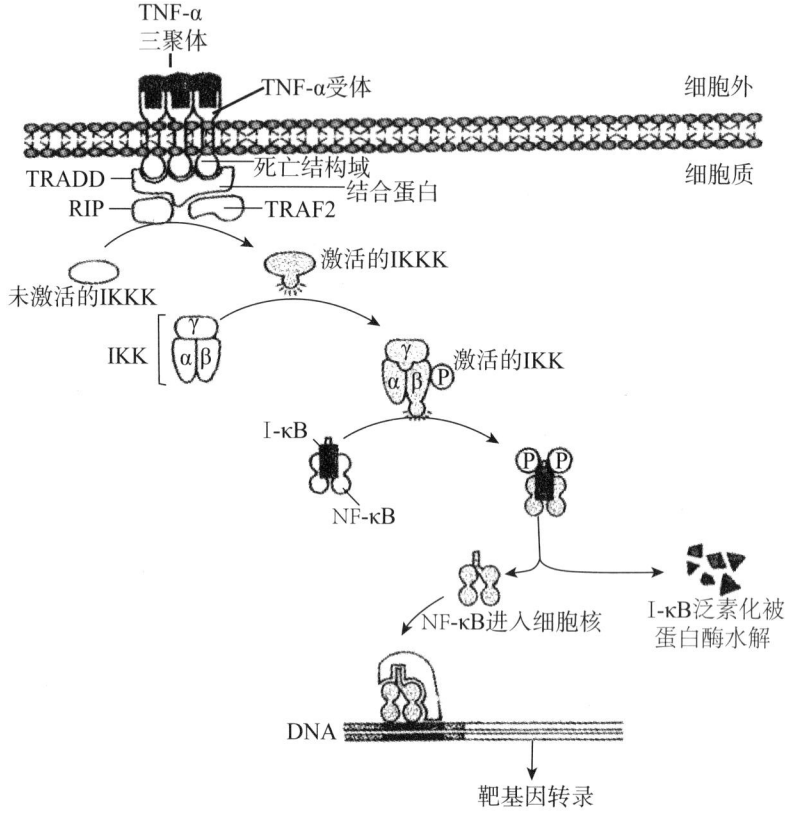

图 12-9　TNF/NF-κB 信号传导通路

表 12-10　G 蛋白偶联受体介导的跨膜信号转导

主要分子	生物效应
Gs 激活 cAMP-PKA	提高心肌收缩力，增加糖原分解和激活靶基因等
Gi 抑制 cAMP 的产生	与上述效应相反
Gq 激活 PLCβ，DAG 和 IP3 增加	提高心肌和血管平滑肌收缩力，促进基因表达和细胞增殖
激活 PLA2，激活 PLD	促进花生四烯酸、PG、LTB、TAX2 生成，促进磷脂酸和胆碱生成
激活 MAPK 家族	调节基因表达，促进细胞增殖、分化以及对细胞应激的反应
激活 PI-3K-PKB 通路	参与胰岛素调节糖代谢，促进细胞存活和抗凋亡，参与调节细胞的变形和运动
直接或间接调节通道蛋白活性	参与对神经和心血管组织的功能调节

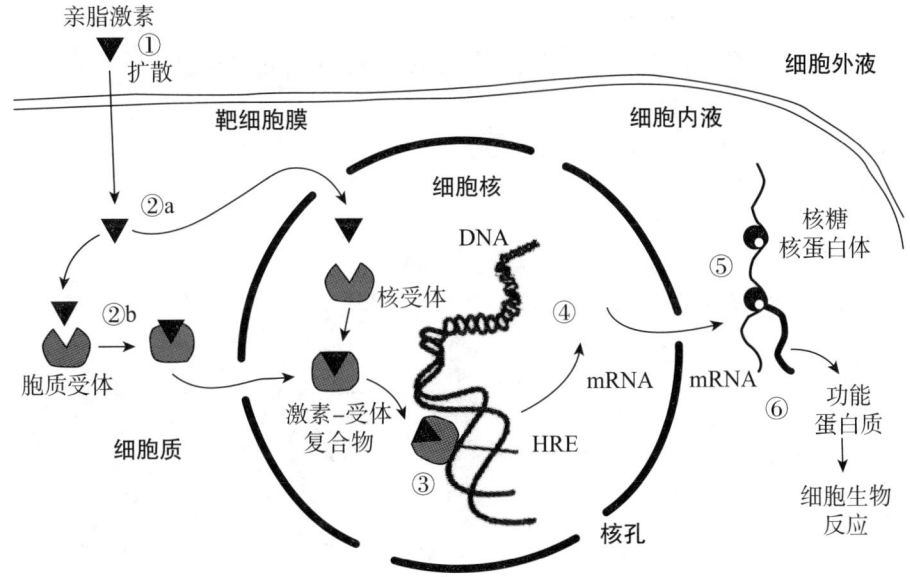

图 12-10 细胞内受体介导亲脂性激素信号传导过程概要
HRE 为激素反应元件，是能与激素-受体复合物相结合的 DNA 片段

五、细胞信号转导与医学的关系

一些疾病之发生，信号转导有异常，细胞功能有改变，活动减弱或增强。

表 12-11 细胞信号转导与医学的关系

信号转导与医学的关系	说明
受体异常与疾病	①因受体基因突变，致使受体缺乏或结构异常可引起遗传性或原发性受体病，如非胰岛素依赖型糖尿病 ②机体自身产生受体的抗体，可导致自身免疫性受体病，如重症肌无力 ③机体自身代谢紊乱，可引发继发性受体疾病，如心功能不全可使心肌细胞受体减少，肥胖可降低胰岛素受体功能而引发糖尿病
G 蛋白与疾病	例如霍乱弧菌在肠道产生霍乱毒素，与肠上皮细胞表面受体结合，使 Gs 失活，使靶蛋白腺苷酸环化酶持续活化，细胞中 cAMP 显著增多，不断进入肠腔，渗透压升高，使水大量溢入肠腔，引起急性腹泻和脱水
蛋白激酶与疾病	例如 X 染色体关联免疫不全症，与 B 淋巴细胞酪氨酸激酶的异常有关
信号转导与药物研发	可为药物的筛选和开发新药提供新的靶位，已开发出一些信号转导药物治疗肿瘤等疾病

第十三章 细胞分裂和细胞周期

一、细胞分裂

（一）有丝分裂

有丝分裂分四期：前中后及末期；遗传物质平均分；保证遗传稳定性。

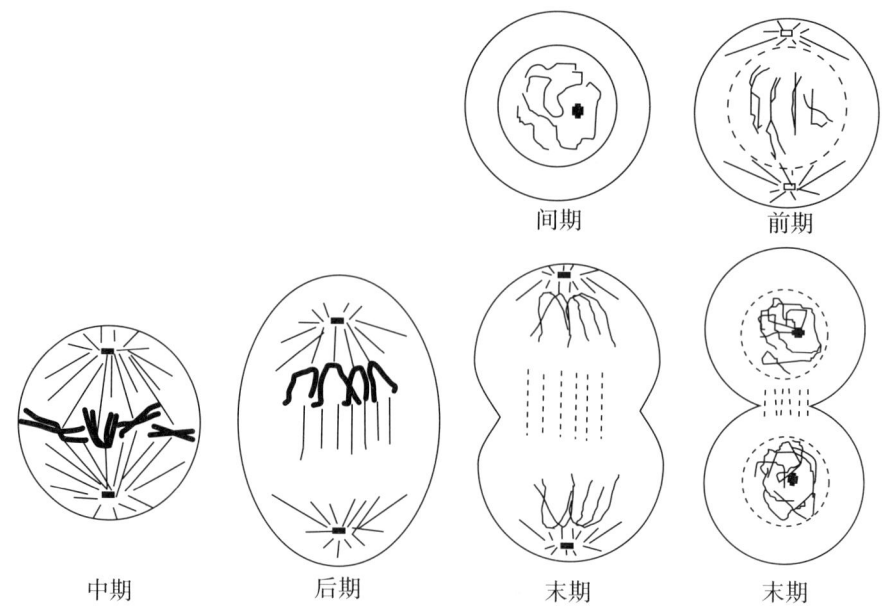

图 13-1 细胞有丝分裂模式图

表 13-1 有丝分裂

分期	主要变化及特征
前期	核内染色质开始凝集；染色质装配成染色体 核仁解体 有丝分裂器（中心体＋纺锤体）形成 核被膜解体，染色体缩短变粗
中期	细胞的赤道面上排列着高度凝集的染色体 完整的有丝分裂器形成（观察得最典型）
后期	完成姐妹染色单体分离 后期A：染色体向极运动 后期B：两极间距离增加
末期	细胞核重新组装并完成核分裂 染色体变成染色体，核被膜、核纤层形成，核仁重新出现 细胞膜赤道板处内陷，产生收缩环，在缢缩处形成分裂沟，使细胞一分为二

（二）减数分裂

📖 第一次减数分裂

减数分裂分两次，两次过程不一般。首次 DNA 复制，染色体数目减一半。
同源染色体配对，遗传物质有交换。生殖细胞才可见，DNA 可稳遗传。

表 13-2　第一次减数分裂

分期	说明（主要变化）
前期 I	
细线期	在间期已完成复制的染色质开始凝集和同源染色体配对
偶线期	联会：分别来自父母的，形态及大小相同的同源染色体相互靠近、配对，形成联会复合体
粗线期	通过联会紧密结合在一起的 2 条同源染色体进一步凝集而缩短、变粗，同源染色体间出现染色体片段的交换及重组
双线期	联会复合体发生去组装而逐渐消失，紧密配对的同源染色体相互分离，仅有非姐妹染色单体之间残留一些接触点，称为交叉。随后发生交叉端化
终变期	同源染色体进一步凝集成短棒状，交叉端化继续进行，纺锤体形成
中期 I	四分体以端化的交叉连接在一起的同源染色体向细胞中部汇集，排列于细胞赤道面上
后期 I	纺锤体微管将同源染色体分离并移向细胞的两极，每极染色体数目减半，但每条染色体含有 2 条染色单体
末期 I	染色体去凝集，形成细丝状染色质纤维，核仁和核膜重新出现，细胞质分裂后，形成 2 个子代细胞

📖 第二次减数分裂

二次分裂似一次，DNA 却未复制。染色体与 DNA，数目只有百五十（50%）。
要等受精卵形成，才能恢复正常时。

表 13-3　第二次减数分裂（减数分裂 I 与减数分裂 II）

	减数分裂 I	减数分裂 II
分裂前染色质复制	有	无
分裂过程		
前期	同源染色体配对、交换和重组	无同源染色体
中期	所有染色体都排列在赤道面上	所有染色体都排列在赤道面上

续表

	减数分裂 I	减数分裂 II
后期	同源染色体分离并向两极移动	姐妹染色单体分离并向两极移动
末期	细胞质分裂： ①形成2个次级精母细胞 ②形成1个次级卵母细胞和1个极体	细胞质分裂： ①形成4个精细胞 ②形成1个卵母细胞和3个极体
分裂结果	子细胞染色体数目与亲代相同但遗传物质与亲代不同	子细胞染色体数目与减数分裂 I 得到的亲代相同，但遗传物质与亲代不同

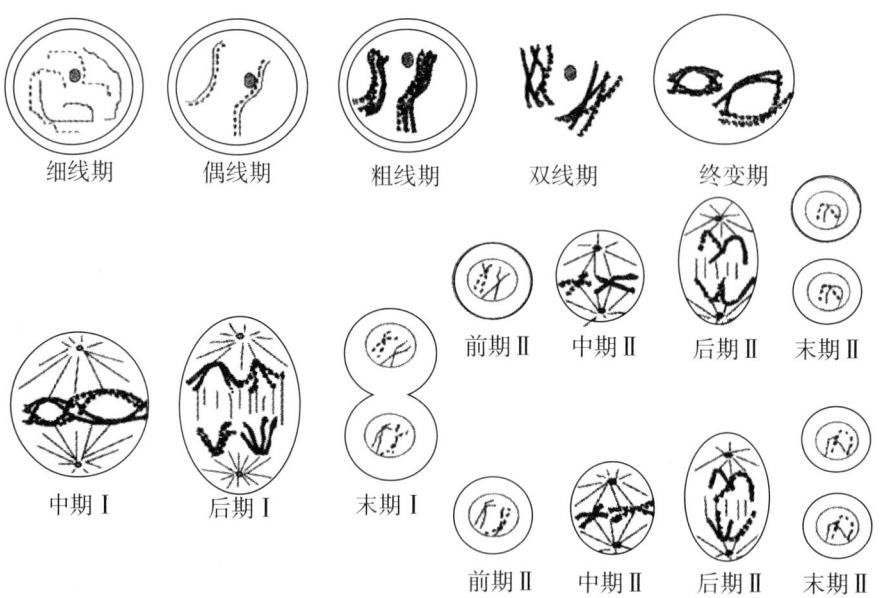

图 13-2 减数分裂示意图

表 13-4 有丝分裂与减数分裂各时期染色体、姐妹染色单体、DNA 数目的比较

分裂方式	分期	染色体数（2N）	姐妹染色单体	DNA 数（2N）
有丝分裂	前期	2N	4N	4N
	中期	2N	4N	4N
	后期	4N	2N	4N
	末期	2N	0N	2N
第一次减数分裂（减数分裂Ⅰ）	前期	2N	4N	4N
	中期	2N	4N	4N
	后期	2N	4N	4N
	末期	N	2N	2N
第二次减数分裂（减数分裂Ⅱ）	前期	N	2N	2N
	中期	N	2N	2N
	后期	2N	2N	2N
	末期	N	N	N

减数分裂与有丝分裂的比较

减数有丝两分裂，二者之间有差别。

表 13-5 减数分裂和有丝分裂的比较

项目	有丝分裂	减数分裂
发生范围	体细胞	生殖细胞
分裂次数	1	2
分裂过程		
前期	无染色体的配对、交换、重组	有染色体的配对、交换和重组（前期Ⅰ）
中期	二分体排列于赤道面上，动粒微管与染色体的两个动粒相连	四分体排列于赤道面上，动粒微管只与染色体的一个动粒相连（中期Ⅰ）
后期	染色单体移向细胞两极	同源染色体分别移向细胞两极（后期Ⅰ）
末期	染色体数目不变	染色体数目减半（末期Ⅰ）
分裂结果	子代细胞染色体数目与分裂前相同，子代细胞遗传物质与亲代细胞相同	子代细胞染色体数目比分裂前少一半，子代细胞遗传物质与亲代细胞及子代细胞之间均不同
分裂持续时间	一般为 1～2 h	可为数月、数年或数十年
意义	维持生物个体发育，使物种延续	确保遗传的稳定性和生物变异
相同点	①分裂前需要复制 DNA ②都要形成纺锤体等有丝分裂器 ③间期都分为 G_1、S、G_2 期等时相	

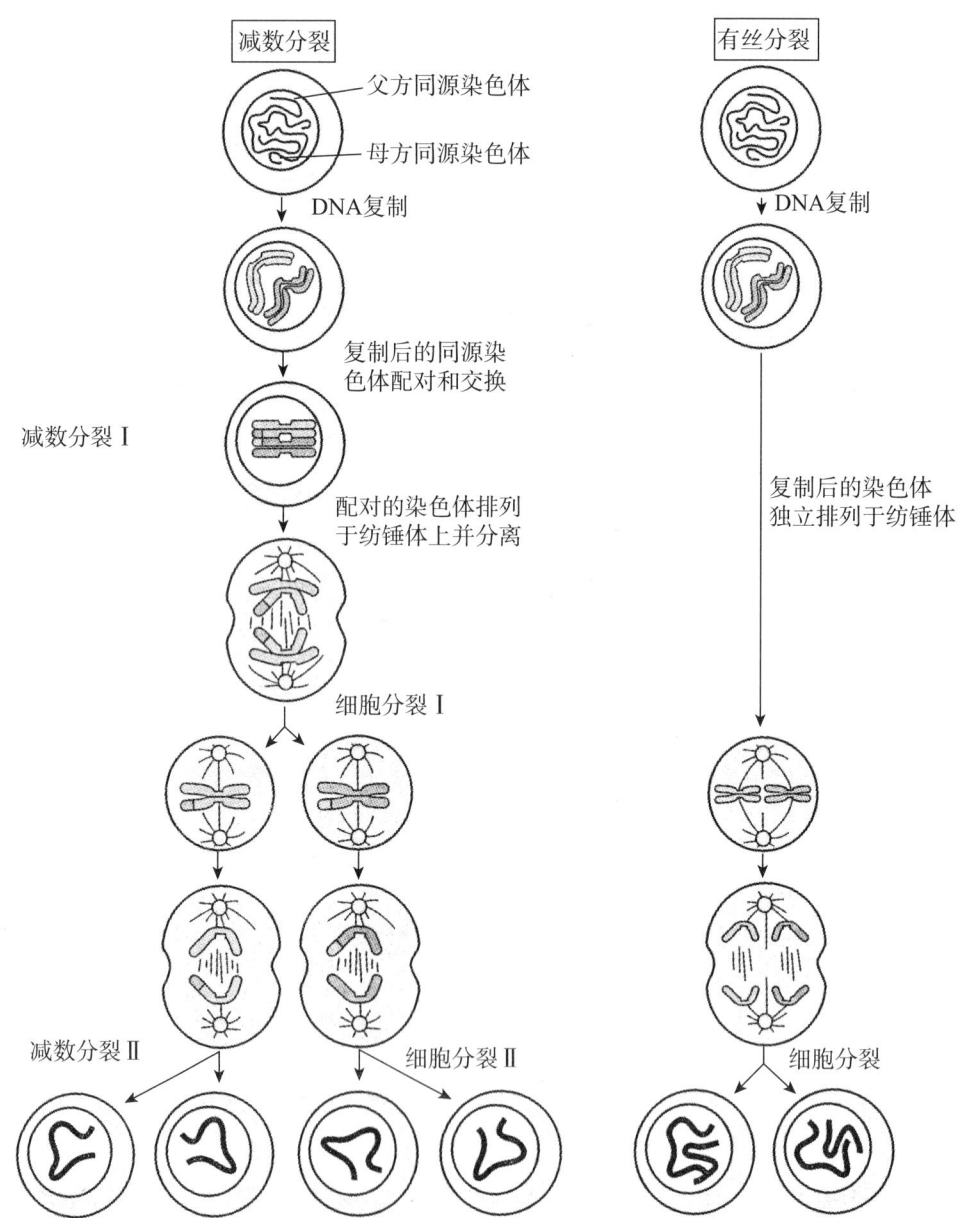

图 13-3 减数分裂和有丝分裂的比较

减数分裂不仅使有性生殖生物种类的染色体数目保持稳定,而且是生物遗传发生变异的基础。在有性生殖生物中,除非是一个杂合子形成的完全一样的孪生子,否则没有两个子代的遗传物质是相同的。这是因为在两个配子发生受精进行融合之前,两类遗传物质在减数分裂期里已经发生了随机的排列组合。一种基因类型的改变是由于减数分裂过程中来自母方和父方的同源染色体在减数分裂 I 子细胞中随机分布,结果形成包含不同的来自父母双方染色体的配子。在这个过程中,理论上每个个体可以产生 2^n 个遗传背景不同的配子(n 代表单倍体染色体的数目)。例如,人类每个个体可以产生至少 $2^{23}=8.4×10^6$ 种不同遗传背景的配子。但是,实际变异的个体数量远高于此,这是因为在减数分裂的过程中存在另外一种类型的基因重排方式,即染色体的交叉互换。这种扩大的后代变异,增强了生物机体对外界环境变化的适应性

二、细胞周期及其调控

(一) 细胞周期

细胞周期分两期,细胞间期分裂期。细胞间期分三期,G_1、S 与 G_2 期。

间期合成 DNA,有丝分裂才可行。

表 13-6　细胞周期

分期	主要变化及特点
G_1 期(DNA 合成前期)	是 DNA 复制的准备期:DNA 复制所需的各种酶与蛋白质即在此期合成,RNA 及蛋白质合成十分活跃,多种蛋白质发生磷酸化,膜对物质转运作用加强
S 期(DNA 合成期)	完成 DNA 复制;同时也合成组蛋白及非组蛋白,最后完成染色体的复制;完成中心粒的复制
G_2 期(DNA 合成后期)	细胞分裂,为 S 期向 M 期的转变提供条件,大量合成 RNA、ATP 及一些与 M 期结构功能相关的蛋白质;中心粒体积增大,开始分离并移向细胞两极
M 期(有丝分裂期)	细胞进行有丝分裂:细胞核分裂和细胞质分裂;RNA 合成、蛋白质的合成抑制或降低

细胞周期的特点

细胞周期有特点,单向阶段检查点,还有细胞微循环,影响周期很明显。

表 13-7　细胞周期的特点

细胞周期特点	说明
单向性	只能沿 $G_1 \rightarrow S \rightarrow G_2$ 方向推进而不能逆行
阶段性	各期细胞形态和代谢特点有明显差异
检查点	控制和决定细胞下一步的增殖分化趋向
易受细胞微环境影响	细胞周期是否顺利进行易受细胞外信号、条件等的影响

(二) 细胞周期的调控

细胞周期蛋白(cyclin,细胞周期素)与周期蛋白依赖性激酶(Cdk)是细胞周期调控系统的核心。

细胞周期蛋白

周期蛋白调周期,调节作用最为重。周期蛋白有多种,不同周期量不同。

需与 Cdk 结合,调节更好起作用。

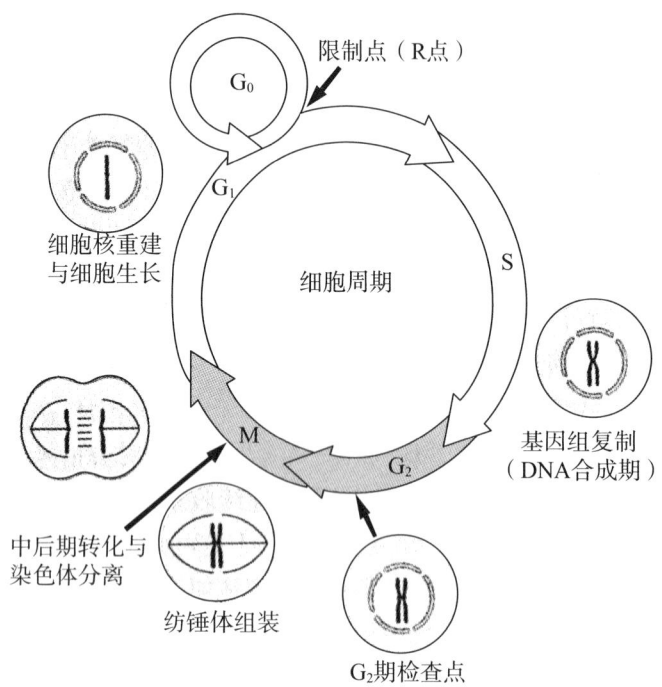

图 13-4 细胞周期的主要事件

细胞周期可以划分为 4 个时相：DNA 合成前期（G_1 期）、DNA 合成期（S 期）、DNA 合成后期（G_2 期）和分裂期（M 期），其中 DNA 合成前期、DNA 合成期与 DNA 合成后期属于分裂间期。细胞在分裂间期进行 DNA 复制、组蛋白、非组蛋白的合成、分裂所需其他蛋白质的合成等若干分子事件，为细胞进入分裂期做好准备。细胞在每个时期会发生许多不同的分子事件，这些事件相互协调、共同调控着细胞的分裂和增殖

表 13-8 细胞周期蛋白

细胞周期蛋白	说明
结构特点	均含有一段氨基酸残基组成保守的细胞周期蛋白框，可与周期蛋白和周期蛋白依赖性激酶结合成复合物，参与细胞周期的调控；有的周期蛋白分子中存在破坏框序列；有的周期蛋白可通过多聚泛素化途径被降解
功能特点	①在周期特定各阶段中，不同的周期蛋白相继出现或消失，并与细胞中其他蛋白结合，对细胞相关活动进行调控 ②周期蛋白（cyclin）与周期蛋白依赖性激酶（Cdk）结合形成 cyclin-Cdk 复合体，是细胞周期调控系统的核心，其周期性的形成及降解引发细胞周期进程中特定事件的出现，并促进 G_1 期→S 期、G_2 期→M 期、中期→后期等关键过程不可逆性转换

周期蛋白依赖性激酶

周期蛋白 Cdk，两者相应来结合。随着周期消与长，周期转换有着落。

表 13-9 细胞周期中一些主要的周期蛋白与周期蛋白依赖性激酶的结合关系及作用特点

Cdk 类型	结合的 cyclin	主要作用时期	作用特点
Cdk1	cyclin A	G_2	促进 G_2 期向 M 期转换
	cyclin B	G_2/M	磷酸化多种与有丝分裂相关的蛋白,促进 G_2 向 M 期转换
Cdk2	cyckub A	S	能启动 S 期的 DNA 的复制,并阻止已复制的 DNA 的再复制
	cyclin E	G_2 晚期	使晚 G_1 期细胞跨越限制点向 S 期发生转换
Cdk3	?	G_1	
Cdk4	cyclinD(D1/D2/D3)	G_1 中、晚期	使 G_1 期细胞跨越限制点向 S 期转换
Cdk5	?	G_0?	
Cdk6	cyclin D(D1/D2/D3)	G_1 中、晚期	使晚 G_1 期细胞跨越限制点向 S 期发生转换

注释:周期蛋白依赖性激酶(cyclin-dependent kinase,Cdk)为一类必需与细胞周期蛋白结合后才具有激酶活性的蛋白激酶。通过磷酸化多种与细胞周期相关的蛋白,Cdk 可在细胞周期调控中起重要作用。现在已被鉴定的 Cdk 为 Cdk1~8。在不同的 Cdk 分子结构中,均存在一段相似的激酶结构域,其中有一段序列具有高度保守性,是介导激酶与周期蛋白结合的区域。在细胞周期的各阶段,不同的 Cdk 通过结合特定的周期蛋白,使相应的蛋白质磷酸化,由此引发或控制细胞周期的一些主要事件。因细胞周期进程中 cyclin 可不断地被合成和降解,Cdk 对蛋白质磷酸化的作用也因此呈现出周期性的变化。Cdk 的激酶活性需要在 cyclin 及磷酸化双重作用下才能被激活。Cdk 的活性也受 Cdk 激酶抑制物(CKI)的负性调节。

细胞周期检测点——监控细胞周期的运行

细胞周期检测点,细胞周期作检测。周期运行不运行,由它监控作决策。

表 13-10 细胞周期检测点的特点及作用机制

检测点类型	作用特点	与作用相关的主要蛋白
未复制 DNA 检测点	监控 DNA 复制,决定细胞是否进入 M 期	ATR、Ch11、Cdc25、cyclin A/B-Cdk1
纺锤体组装检测点	监控纺锤体组装,决定细胞是否进入后期	Mad2、APC、securin
染色体分离检测点	监控后期末子代染色体在细胞中的位置,决定细胞是否进入末期及发生细胞质分裂	Tem1、Cdc14、M-cyclin
DNA 损伤检测点	监控 DNA 损伤的修复,决定细胞周期是否继续进行	ATM/ATR、Chk1/2、p53、Cdc25、cyclinE/A-Cdk2

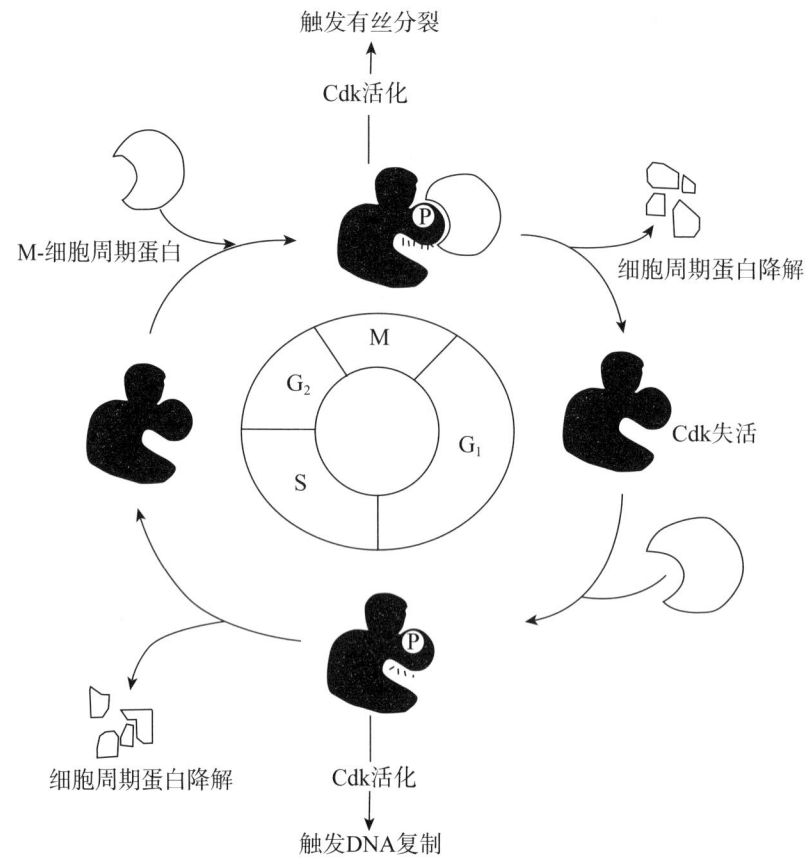

图 13-5 细胞周期调控系统核心成分作用机制的示意图

癌基因与抑癌基因

抑癌基因与癌基因,表达产物有多种。生长因子及蛋白,参与周期之调控。

表 13-11 癌基因与抑癌基因

	癌基因	抑癌基因
概念	在反转录病毒基因组中,有一些基因促使细胞无限增殖进而发生癌变。这些基因称为病毒癌基因。在脊椎动物正常细胞中,与病毒癌基因相似的同源 DNA 序列称为细胞癌基因或原癌基因	为正常细胞所具有的、能抑制细胞恶性增殖的一类基因
对细胞周期的调节作用	通过多种产物对细胞周期进行调控	这类基因编码的蛋白质能与转录因子结合或本身即为转录因子,可作为负调控因子,影响细胞周期相关蛋白的合成及 DNA 的复制,进而调控细胞周期的进程

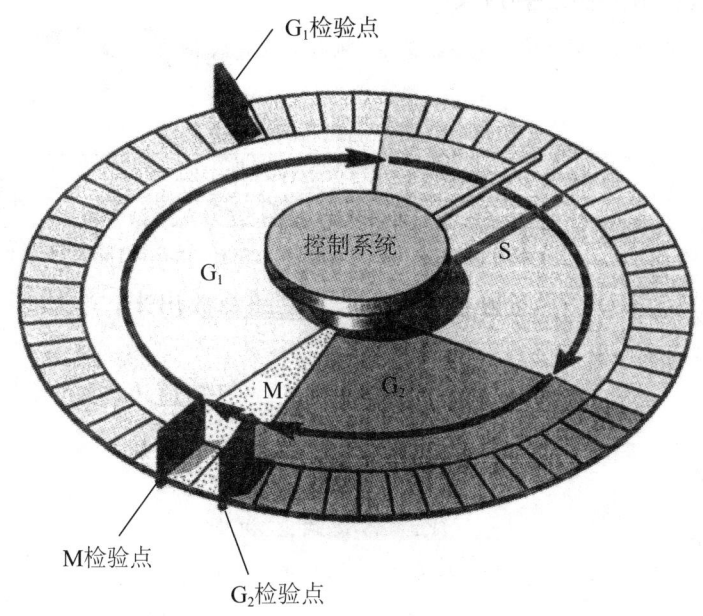

图 13-6 检测点示意图

为了保证细胞染色体数目的完整性及细胞周期正常运转，细胞中存在着一系列监控系统，可对细胞周期发生的重要事件及出现的故障加以检测，只有当这些事件完成或故障修复后，才允许细胞周期进一步运行，该监控系统即为检测点（checkpoint），包括未复制-DNA 检测点、纺锤体组装检测点、染色体分离检测点及 DNA 损伤检测点。检测点对细胞周期的调节机制与细胞内由多种蛋白质、酶及 cyclin-Cdk 复合物等组成的生化路径相关

 与细胞周期调控密切相关的其他因素

其他因素均有数，周期活动能调控。

表 13-12 调节细胞周期的其他因素

调节细胞周期因素	在细胞周期调控中的作用
生长因子	多种生长因子（如转录生长因子，转化生长因子等），与细胞膜上特异性受体结合后，经信号转换及多级传递，激活胞内多种蛋白激酶，促进或抑制细胞周期进程相关的蛋白质表达，参与细胞周期的调控
抑素	主要在 G_1 期末及 G_2 对细胞周期产生调节作用
cAMP	与 cGMP 在细胞周期中，两者相互拮抗，控制细胞周期的进程；cGMP 能促进细胞分裂中 DNA 及组蛋白的合成，而 cAMP 对细胞分裂有负调控作用
RNA 剪接因子	SR 蛋白及 SR 蛋白特异的激酶与细胞周期调控相关

三、细胞周期与医学的关系

细胞周期与医学，二者关系很紧密。组织再生肿瘤等，均与周期有联系。

表 13-13 细胞周期与医学的关系

细胞周期与医学的关系	说明
细胞周期与组织再生	细胞分裂及增殖是组织再生的基础。临床上可将一些细胞因子或生长因子相关的生物制剂用于促进创伤组织的修复和愈合
细胞周期异常与肿瘤的发生	肿瘤细胞的 G_1 期通常较长；肿瘤细胞周期调控出现诸多异常；对肿瘤细胞周期特点的研究可为肿瘤治疗提供新思路（见表 13-14）
细胞周期与其他医学问题	细胞周期的异常与获得性免疫缺陷综合征（艾滋病）相关，细胞衰老及其细胞周期也呈现某些异常的特征

化疗药物抑癌机制

化疗药物真神奇，能抑癌细胞周期。

表 13-14 肿瘤化疗中常用药物在细胞周期中的作用特点

名称	细胞周期中的作用点	作用相关机制
放线菌素 D	G_1 期、S/G_2 期	抑制 DNA 聚合酶、DNA 解旋酶及组蛋白等的合成，也能抑制 rRNA 的合成
光神霉素	G_1 期	阻止 DNA 解链，干扰 RNA 合成
阿糖胞嘧啶	专一用于 S 期	抑制三磷酸核苷还原酶，使脱氧核苷酸形成受阻，进而阻止 DNA 的合成
秋水仙碱	特异性作用于 M 期	结合微管蛋白、促使微管蛋白的解聚，阻止中期染色体向两极移动，将有丝分裂阻断在中期
氮芥	特异性的作用点	无与 DNA 结合使其分子结构改变

注释：化学治疗（化疗）是肿瘤治疗中常用的方法。通过选择一定的化学药物，可有效地干扰肿瘤细胞代谢过程，阻止肿瘤细胞增殖。

第十四章　生殖细胞与受精

一、生殖细胞的发生

📖 精子的发生过程

精原细胞是起始，有丝分裂来增殖。初级精母个头大，减速分裂变次级。
次级精母再分裂，染色体数减一半。精子细胞是圆形，不再分裂形态变。
精子有头也有尾，头上顶体内含酶。

📖 卵子的发生过程

卵子产生于卵巢，原始卵巢是最早。卵泡成熟有计划，发育紊乱惹烦恼。
初级生长和成熟，卵泡三类不同期。初级次级与卵子，卵细胞发育分三级。
成熟分裂有两次，最终减半染色体。

表 14-1　精子和卵子的发生

发生过程	精子	卵子
增殖期	精原细胞有丝分裂期	有丝分裂和卵原细胞的形成
生长期	初级精母细胞的形成和发育	初级卵母细胞再发育，进行减数分裂Ⅰ期
成熟期	精母细胞的减数分裂期	次级卵母细胞的形成；次级卵母细胞在受精后完成减数分裂Ⅱ期而形成成熟卵子
变形期	精细胞变形成成熟的精子	——
成熟时间	到青春期才开始发育和成熟	出生前就进行减数分裂Ⅰ期，并停留在卵母细胞状态，可持续50年
成熟细胞数量	1个精原细胞可形成4个精子	1个卵原细胞形成1个卵子和第一、二极体
发生过程的调控	精子的发生受多种基因调控，如AZF、Piwi及piRNA等	cyclin-Cdk1 B复合体及细胞静止因子在卵母细胞分裂调控中起重要作用

二、受精与医学

📖 受精的条件

精子卵子要成熟，精子数量必足够，精卵若要两相遇，管道必须要畅通。

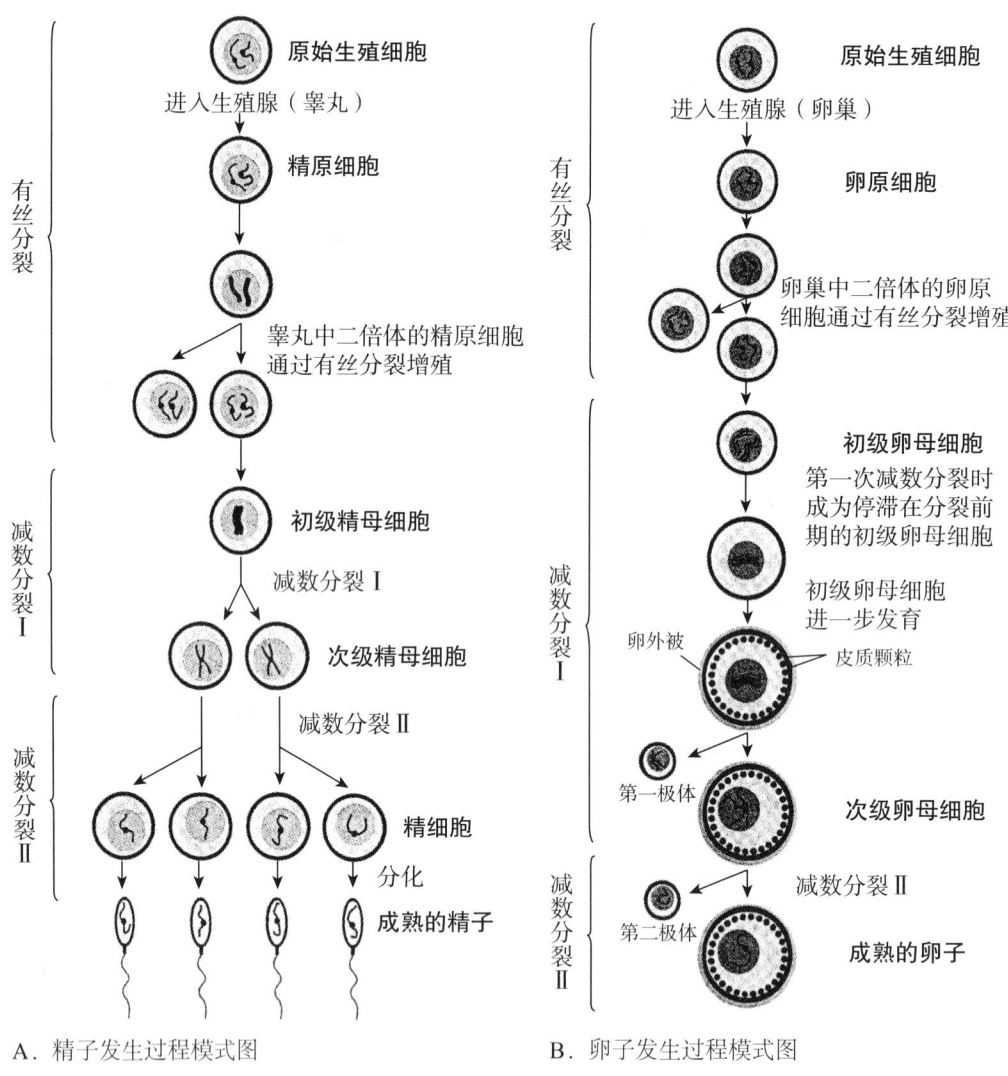

图 14-1 精子和卵子发生的比较

表 14-2 受精条件

受精条件	说明
精子：①要有足够的数量	若精子数量过少，则不易受精
②要有良好的质量	形态正常，运动能力强
③精子获能	精子必须在雌性生殖道停留一段时间，才能获得对卵子受精的能力
卵子：发育正常	成熟卵子维持受精能力约 24 h
生殖道畅通	两性生殖细胞在一定时间内相遇，生殖道具备适宜的内环境

受精过程

排卵十二小时内,精子匆匆来围绕。精子释放顶体酶,冠带膜上开孔道。
唯有一个幸运儿,一头穿过小孔道。卵在精子激发下,卵再分裂传捷报。
大细胞叫成熟卵,第二极体旁边靠。成熟之卵细胞核,又作雌性原核叫。
精子进入卵原后,转身平角把头调。膨大恢复原形核,雌性原核相应叫。
此卵称为受精卵,受精过程划句号。

表 14-3 受精的基本过程

受精过程	说明
精子识别卵细胞并穿过卵外被	①精-卵识别诱发顶体反应 ②精子穿过透明带抵达卵细胞膜
精-卵融合	①精-卵质膜融合,精子细胞核等成分进入卵细胞 ②次级卵母细胞完成减数分裂过程(减数分裂Ⅱ) ③精卵膜融合后发生皮层反应,阻止多精子入卵
精-卵核融合完成受精过程	雄原核和雌原核融合在一起,它们的染色体"混合"成为一个二倍体细胞核

辅助生殖技术

辅助受精好技术,"送子观音"下凡尘。

表 14-4 辅助生殖技术

辅助生殖技术	说明
第一代试管婴儿 ——体外受精技术	分别将卵子与精子取出后,置于试管内使其受精,经数天生长后再将胚胎移植到母体子宫内发育成胎儿并分娩
第二代试管婴儿 ——单精子注射技术	借助显微镜操作系统将单一精子注入卵子内使其受精
第三代试管婴儿 ——胚胎移植前遗传学诊断技术	在受精卵分裂至 6～8 个细胞时对透明带打孔后,取出 1 个细胞进行着床前胚胎遗传学诊断(PGD),选择正常胚胎移植入子宫,以避免父母有遗传性疾病的遗传缺陷婴儿的出生,达到优生的目的
第四代试管婴儿 ——卵质置换技术	女性卵子质量差,可将卵质抽出,输入另一健康女性卵、质形成 1 个新的优质卵细胞,再使新造成的卵子和丈夫结合成受精卵,植入子宫内,妊娠分娩

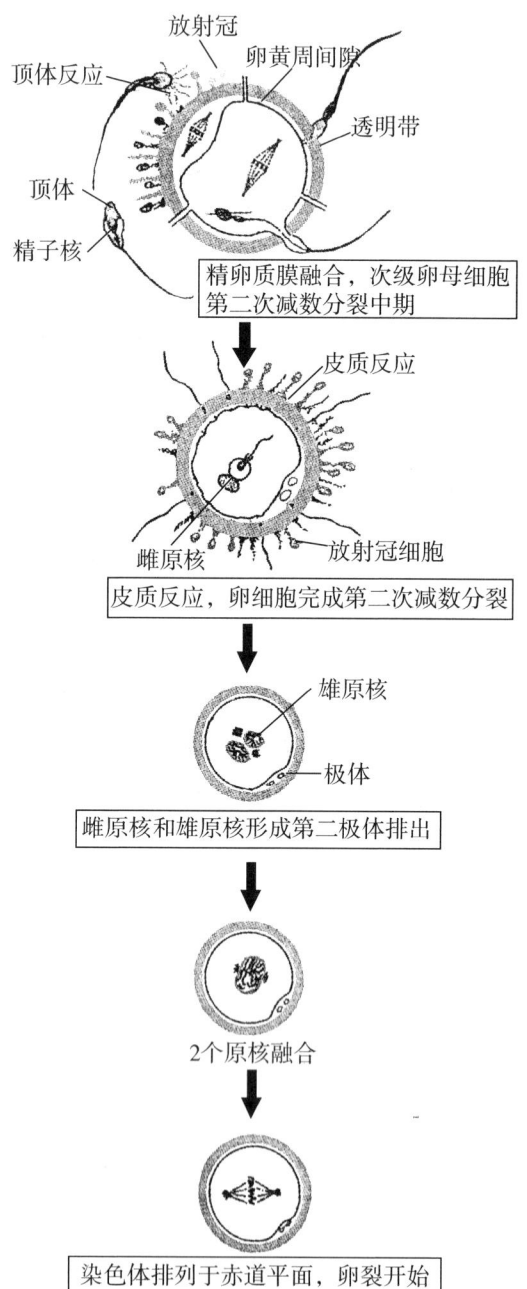

图 14-2 哺乳动物受精过程

在哺乳动物或人类性交后，在获能的精子与发育中的卵子（处于减数分裂Ⅱ中期的次级卵母细胞）相遇时，将引发系列生物连锁反应，包括：精子识别卵细胞并诱发顶体反应，精子穿过卵外被抵达卵细胞膜，精卵质膜融合后精子细胞核等成分进入卵细胞及随之发生的次级卵母细胞完成减数分裂过程、皮质反应阻止多精入卵，以及精卵核融合等事件。精子与卵子的融合，标志着一个新生命的开始

第十五章 细胞分化

一、细胞分化的基本概念

细胞之间有差异,细胞分化称其名。分化机制很复杂,基因选择性表达。
合成特异蛋白质,细胞分化标志。

表 15-1 细胞分化

细胞分化	说明
定义	细胞分化是指从受精卵开始的个体发育过程中,细胞之间逐渐产生稳定性差异的过程
主要标志	细胞内开始合成新的特异性蛋白质
主要机制	细胞分化是基因选择性表达的结果,合成特异性蛋白质,形态、结构和功能各异的细胞

细胞分化的特点

细胞分化有特点,归纳起来有五个。具有时空特异性,相对稳定又可塑。
普遍存在各时期,细胞分裂联系多。

表 15-2 细胞分化的特点

特点	说明
稳定性	①一旦分化启动,即使诱导分化的因子不存在,分化可继续进行,并且具有稳定性 ②在正常生理条件下,分化过程一般是不可逆的 ③已分化成为某种特异的、稳定类型的细胞一般不能逆转到未分化状态或者成为其他类型的分化细胞
可塑性——能去分化或转分化	①去分化是指分化细胞失去特有的结构和功能,变为具有未分化细胞特征的过程 ②转分化是指一种类型的分化细胞在一定条件下转变成另一种类型分化细胞的现象 ③转分化是指一般要经历先去分化,然后再分化的过程
时间性和空间性	①时间分化:一个细胞在不同的发育阶段细胞可以有不同的形态结构和功能 ②空间分化:同源细胞在各自的分化过程中,由于各种细胞所处的空间位置不同,可以分化称不同的形态结构和功能的细胞

续表

特点	说明
普遍存在	①细胞分化活动贯穿在整个个体发育过程中 ②胚胎时期是重要的细胞分化时期，细胞分化表现明显，异常迅速
与细胞分裂有密切关系	通常在细胞分裂基础上进行分化；细胞快速分裂，细胞分化减慢；细胞分化程度较高，分裂频率明显减慢

细胞决定

细胞分化发生前，细胞命运已决定。决定先于分化前，具有遗传稳定性。

表 15-3　细胞决定

细胞决定	说明
概念	在个体发育中，细胞在发生可识别的分化特征之前就已经确定了未来发育的命运，只能向特定方向分化的状态，称为细胞决定
与细胞分化关系	细胞决定先于细胞分化，并制约着分化的方向
特点	细胞决定具有遗传稳定性

二、细胞分化的分子基础

细胞分化之机制，基因表达选择性。母体效应有基因，产物分布有极性。
胚胎细胞分裂时，胞质分裂不均匀。调控机制很复杂，小 RNA 也参与。

表 15-4　细胞分化的分子基础

细胞分化的基础	说明
基因组的活动模式	①基因组选择性表达是细胞分化的普遍规律 ②基因组的改变是细胞分化的特例
细胞质中的细胞分化	①母体效应基因产物的极性分布决定细胞分化与发育的命运 ②胚胎细胞分裂时胞质不均等分配影响细胞分化命运
基因选择性表达的转录水平调控	①基因表达有时序性 ②基因表达有空间性——基因的组织细胞有特异性表达 ③细胞分化过程中基因表达调控很复杂：一个关键基因调节蛋白的表达能启动特定谱系细胞的分化；一些基因调节蛋白的组合能产生许多类型的细胞；同源异型框基因的时空表达确定机体前后 - 轴结构分化与发育蓝图 ④染色质成分的化学修饰在转录水平上调控细胞的特化：DNA 甲基化可在转录水平上调控细胞分化的基因表达；组蛋白的化学修饰可影响基因的转录与细胞分化；染色质成分的共价修饰具有时空性
非编码 RNA 在细胞分化中有调节作用	①小 RNA 可在转录和转录后水平调控细胞分化 ②长链非编码 RNA 与细胞分化和发育密切相关

三、影响细胞分化的因素

细胞分化受影响,影响因素有三个。环境因素和激素,细胞之间互作用。

表 15-5 影响细胞分化的因素

影响因素	说明
细胞间的相互作用	①胚胎细胞间相互作用的主要表现形式是胚胎诱导,其信号通路见表15-6 ②胚胎细胞间相互作用还可表现为细胞分化的抑制效应
激素的调节作用	激素所引起的反应是按预先决定的分化程序进行的,是个体发育晚期的细胞分化调控方式
环境因素影响细胞分化	物理、化学和生物性因素都能影响细胞分化与发育

动物发育过程中胚胎诱导的信号通路

动物细胞发育中,胚胎诱导有路通。转导通路有数条,转导过程可调控。

表 15-6 动物发育过程中常见胚胎诱导的信号通路

信号通路	配体家族	受体家族	细胞外抑制或调节因子
受体酪氨酸激酶	EGF	EGF 受体	Argos
	FGF(Branchless)	FGF 受体(Breathless)	
	ephrins	Eph 受体	
TGFβ 超家族	TGFβ	TGFβ 受体	chordin(Sog),noggin
	BMP(Dpp)	BMP 受体	
	Nodal		
Wnt	Wnt(Wingless)	Frizzled	Dickkopf,Cerberus
Hedgehog	Hedgehog	Patched,Smoothened	
Nolta	Deta	Detch	Fringe

四、细胞分化与医学

细胞分化与医学,关系密切联系多。

表 15-7 细胞分化与医学

细胞分化与医学	说明
细胞分化与肿瘤	①肿瘤细胞是异常分化的细胞 ②细胞分化的研究进展促进了肿瘤细胞起源的认识 ③肿瘤细胞可被诱导分化为成熟细胞
细胞分化与再生医学	①低等动物再分化的本质是多潜能未分化细胞的再发育 ②对再生本质和细胞分化可塑性的研究必将促进再生医学的发展

第十六章 细胞衰老与细胞死亡

一、细胞衰老

细胞衰老的表现

细胞衰老有表现，全面发生退性变。

表 16-1 衰老细胞的形态、生物大分子和代谢的改变

细胞组分	形态或代谢的变化
细胞器	
核	增大、染色深、核内有包含物
染色质	凝固、固缩、碎裂、溶解
质膜	黏度增加、流动性降低
细胞质	色素集聚、空泡形成
线粒体	数目减少、体积增大、mtDNA 突变或丢失
高尔基复合体	碎裂
尼氏体	消失
包涵体	糖原减少、脂肪积聚
核膜	内陷
生物大分子	
DNA	复制与转录抑制（个别基因可异常激活）、端粒 DNA 丢失，线粒体 DNA 特异性丢失，DNA 氧化、断裂、缺失和交联，甲基化程度降低
RNA	mRNA 和 tRNA 含量降低
蛋白质	含量降低，稳定性、抗原性和可降解性下降，蛋白质肽链断裂、交联而变性，氨基酸由左旋变成右旋
酶分子	活性中心被损伤，结构改变，活性降低，但 β 半乳糖苷酶活性增强
脂类	膜脂被氧化、交联，膜流动性降低

细胞衰老的机制

衰老学说实在多，这里介绍三五种。损伤元凶自由基，衰老程序基因控。
差误废物常积累，端粒控制似时钟。有生有死是规律，长生不老只是梦。

表 16-2　细胞衰老的机制——细胞衰老学说

细胞衰老学说	基本内容
遗传决定学说	细胞衰老是由遗传上的程序化过程,控制这一程序的动因可能来自与衰老有关的基因
自由基学说	活性氧基因导致细胞损伤和衰老
端粒钟学说	正常情况下,随着细胞不断分裂,染色体末端的特殊结构"端粒"会逐渐缩短,当端粒缩短到一定程度时,细胞增殖停止,发生细胞衰老
细胞代谢废物累积	细胞代谢功能下降,降解能力降低,代谢废物增多,而又不能及时排泄,代谢废物堆积影响细胞正常生理功能,最终引起细胞衰老
差错学说	细胞内核酸、蛋白质大分子在生物合成过程中可能由于某种原因发生差错,导致代谢功能下降,机体衰老
其他学说	如"神经免疫网络论""钙调蛋白学说""微量元素学说"等

二、细胞死亡

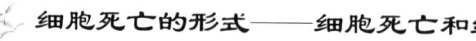 细胞死亡的形式——细胞死亡和细胞坏死

细胞死亡与凋亡,两者病变不相同。

表 16-3　细胞凋亡和细胞坏死的比较

比较内容	细胞凋亡	细胞坏死
起因	生理或病理性改变	病理性变化或剧烈损伤
范围	单个散在细胞	大片组织或成群细胞
细胞膜	保持完整,一直到形成凋亡小体	破损
细胞核	固缩,DNA 片段化	弥漫性降解
染色质	凝聚在核膜下呈半月状	呈絮状
线粒体	自身吞噬	肿胀
细胞体积	固缩变小	肿胀变大
凋亡小体	有,被邻近细胞或巨噬细胞吞噬	无,细胞自溶,残余碎片被巨噬细胞吞噬
基因组	DNA 有控降解,电泳图谱呈梯状	随机降解,电泳图谱呈涂抹状
基因活动	有基因调控	无基因调控
自吞噬	常见	缺少
蛋白质合成	有	无
意义	胚胎发育、细胞交替、生理性退化、萎缩、老化、肿瘤的发生	造成组织损伤、功能丧失

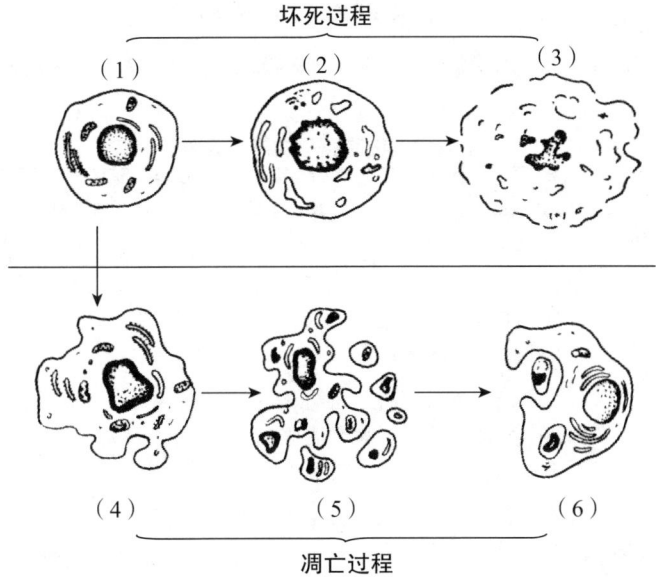

图 16-1 细胞坏死与细胞凋亡的区别

(1) 正常细胞；(2) 细胞和细胞器肿胀，核染色质边聚；(3) 细胞膜、细胞器膜和核膜破裂、崩解、自溶；(4) 细胞和细胞器皱缩，细胞质致密，核染色质边聚；(5) 细胞质分叶状突起并形成多个凋亡小体，并与胞体分离；(6) 邻近巨噬细胞等包裹、吞噬凋亡小体；图中 (2)～(3) 为坏死过程，(4)～(6) 为凋亡过程

细胞凋亡过程

诱导凋亡诸因素，胞膜受体相结合。启动信号转导路，凋亡基因被激活。

表达多种凋亡酶，细胞凋亡难存活。

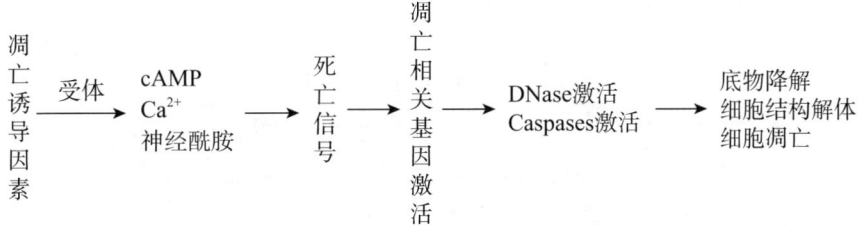

图 16-2 细胞凋亡的过程

细胞凋亡的影响因素

细胞凋亡有诱因,生理损伤与疾病。抑制因素也不少,生理、病毒等基因。

表 16-4　细胞凋亡的影响因素

影响因素	说明
细胞凋亡的诱发因素	
生理性诱导因子	肿瘤坏死因子(TNF)及其家族中 Fas 配体(FasL)、转化生长因子β(TGF-β)、神经递质(谷氨酸、多巴胺、N-甲酰-D-天门冬氨酸)、Ca^{2+}、糖皮质激素等
损伤相关因子	热休克、病毒感染、细菌毒素、原癌基因(如 *myc*、*rel*、腺病毒 *E1A* 等)、抑癌基因(如野生型 *p53* 基因)、细胞毒性 T 淋巴细胞、氧化剂、自由基、缺血、缺氧等
疾病治疗相关因子	化学治疗、放射治疗、生物治疗、中药治疗等
细胞凋亡的抑制因素	
生理性抑制因子	如 *bcl-2* 原癌基因、突变型 *p53*、各种生长因子、细胞外基质、CD40 配体、一些中性氨基酸、锌以及雌、雄激素
病毒基因	如腺病毒 *E1B*、杆状病毒(baculovirus)、牛痘病毒 *crmA*、EB 病毒 *BHRF1* 及 *LMP-1*、单纯疱疹病毒等基因
其他	线虫 *ced-9* 基因、半胱氨酸蛋白激酶抑制剂、钙调蛋白抑制因子、促癌剂(如 PMA 等)

调控细胞凋亡的基因

调控凋亡有基因,既有抑制与促进,还有基因更神奇,促进抑制双向控。

表 16-5　几种与细胞凋亡的基因

分类	凋亡相关基因	作用
抑制凋亡基因	Bcl-2	①直接抗氧化;②抑制线粒体释放促凋亡蛋白;③抑制某些促凋亡调节蛋白的毒性;④抑制凋亡蛋白酶的激活;⑤维持细胞钙稳态
促进凋亡基因	Fas 和 p53	Fas 作为细胞表面受体,激活后可以诱发凋亡,也可作为"分子警察",发现有 DNA 损伤的细胞,就刺激 CIP 的表达,并启动 DNA 修复机制;如果修复失败,p53 则启动细胞凋亡机制
双向调控基因	c-myc	是重要的转录调节因子。有足够的生长因子作用于细胞时,就激活介导细胞增殖的基因;反之,就激活介导细胞凋亡的基因
	Bcl-x	它可翻译出 2 种蛋白:Bcl-XL 和 Bcl-Xs,前者抑制细胞凋亡,后者促进细胞凋亡

细胞凋亡的调控信号

凋亡信号之转导，转导途径有多种。

表 16-6 主要的凋亡信号

凋亡信号	说明或举例
生理性凋亡信号	
直接作用	糖皮质激素是淋巴细胞凋亡信号；TNF 诱导多种细胞凋亡；谷氨酸诱导皮质神经元凋亡
间接作用	睾丸酮不足，导致前列腺上皮细胞凋亡；ACTH 不足，促进肾上腺皮质细胞凋亡
病理性凋亡信号	
氧化应激作用	射线或紫外线通过分解水分子产生羟自由基诱导凋亡；感染通过活化巨噬细胞生成活性氧增多损伤 DNA 启动凋亡
死亡受体的激活	Fas 配体、TNF、DR 3～5 配体与相应受体结合触发凋亡过程
线粒体结构功能变化	线粒体跨膜电位下降导致线粒体能量代谢障碍诱发凋亡
钙稳态失调	化学毒素、细菌、病毒、氧化应激等引起钙稳态失调，激活核酸内切酶，诱导凋亡

注释：TNF，肿瘤坏死因子；ACTH，促肾上腺皮质激素；DR，死亡受体。

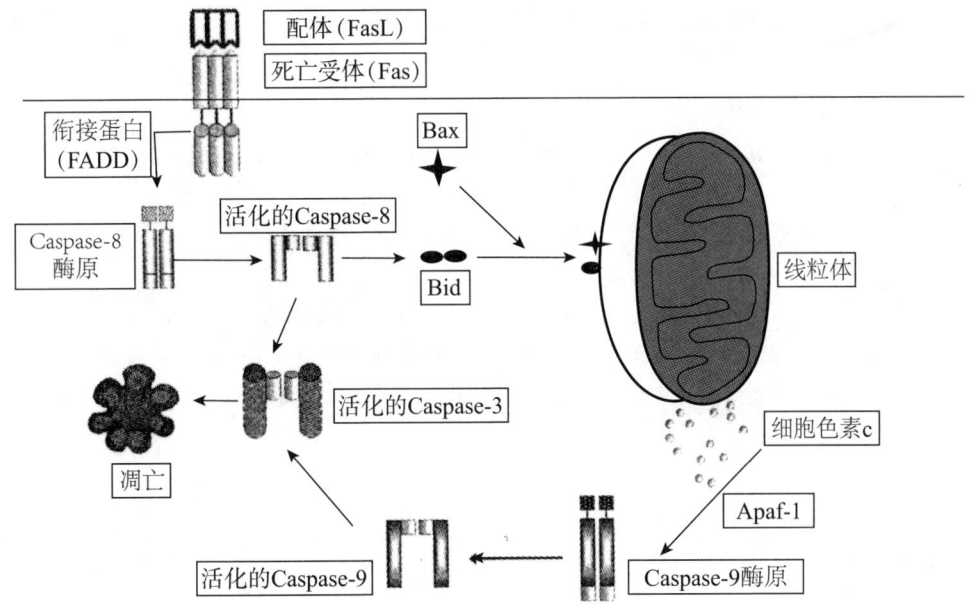

图 16-3　FasL 死亡受体信号通道

细胞凋亡的检测

细胞凋亡可检测，方法多种供选择。

表 16-7 细胞凋亡的检测

检测方法	说明
形态学检测	利用显微镜观察
生化特征检测	可采用琼脂糖凝胶电泳法、原位末端标记法、ELISA 法检测
流式细胞仪检测	此方法简单、快速、敏感性高，既可定性又可定量检测凋亡

细胞凋亡与疾病

凋亡不足或过度，引起疾病令人忧。

表 16-8 已知的细胞凋亡相关疾病

分类	相关疾病	可能的发病机制
细胞凋亡过低	肿瘤	① *Bcl-2* 基因表达显著增强；② 抑癌基因 *p53* 突变或缺失
	自身免疫性疾病 　多发性硬化症 　胰岛素依赖型糖尿病 　慢性甲状腺炎	异常存活的自身免疫性 T 细胞凋亡不足
细胞凋亡过度	心血管疾病	
	心肌 IRI	① 氧化应激；② 引起心肌死亡的受体 Fas 显著上调；③ *p53* 基因激活
	心力衰竭	氧化、应激、压力或容量负荷过重、神经-内分泌失调、缺血、缺氧等诱导心肌凋亡
	神经元退行性疾病（阿尔茨海默病）	致病因素→神经元 Ca^{2+} 内流↑→激活与 β-淀粉样蛋白合成有关基因→β-淀粉样蛋白↑→神经细胞死亡
	获得性免疫缺陷综合征（艾滋病）	人类免疫缺陷病毒感染→$CD4^+$ 淋巴细胞发生凋亡
凋亡过低与过度并存	动脉粥样硬化	① 血管内皮细胞凋亡过程；② 血管平滑肌细胞凋亡不足

注释：IRI，缺血-再灌注损伤。

利用凋亡防治疾病

利用凋亡防治疾病，具体方法有多种。

表 16-9 利用细胞凋亡防治疾病的方法

方法	举例
合理利用凋亡相关因素	①T细胞白血病是因凋亡不足引起，可用射线照射以促使其凋亡；②局部加热可诱导肿瘤细胞加速凋亡；③前列腺癌细胞的生长需要雄激素，撤除雄激素可使其凋亡
干预细胞凋亡信号转导	1-磷酸鞘氨醇具有传递增殖信号拮抗凋亡的作用，可用于治疗获得性免疫缺陷综合征、阿尔茨海默病
调节细胞凋亡相关基因	野生型 *p53* 基因突变后其诱导肿瘤细胞凋亡的效应减弱。若使突变的基因重新恢复"分子警察"的功能，促进肿瘤细胞凋亡
控制凋亡相关的酶	①Zn^{2+} 能抑制核酸内切酶的活性，用含有 Zn^{2+} 的药物可能治疗获得性免疫缺陷综合征、阿尔茨海默病等与细胞凋亡过度有关的疾病；② Caspases 促进细胞凋亡，若使白细胞细胞对其表达增高，可加速白细胞细胞的凋亡
防止线粒体跨膜电位的下降	免疫抑制剂环孢霉素A具有防止线粒体跨膜电位下降的作用，可防止细胞发生凋亡

三、细胞自噬

胞内异物或废物，包裹降解称自噬。自噬依靠溶酶体，过度自噬则不利。

表 16-10 细胞自噬概况

细胞自噬	说明
细胞自噬的定义	细胞自噬是指细胞质内大分子物质和细胞器在膜性囊泡中大量降解的生物学过程
细胞自噬类型	
微自噬	主要是有溶酶体膜直接包裹
巨自噬	细胞质中可溶性蛋白和变性坏死的细胞器被非溶酶体的膜包裹形成自噬泡
分子伴侣介导的自噬	细胞质中分子伴侣识别底物并与之结合，形成分子伴侣-底物复合物。再与溶酶体膜上受体结合，转运到溶酶体内进行降解，不需囊泡参与
自噬过程	包括4个阶段：底物诱导自噬前体的形成、自噬体形成、自噬体与溶酶体融合、自噬体内容物被降解（图16-4）
意义	自噬可帮助细胞抵抗衰老、饥饿等外界压力；过度的自噬又会导致细胞程序性死亡（Ⅱ型凋亡）

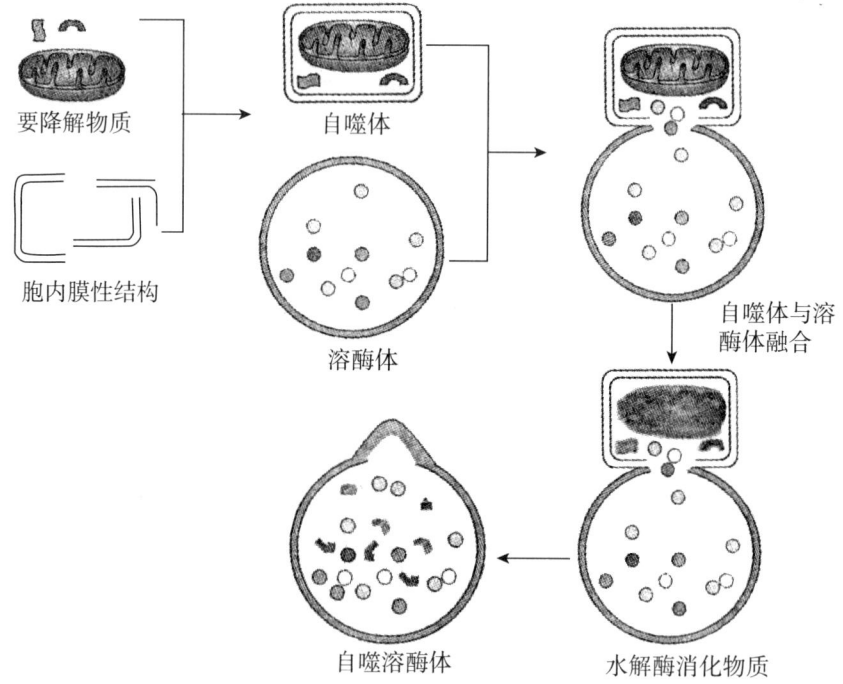

图 16-4　细胞自噬过程

第十七章 干细胞与组织的维持和再生

干细胞的分类

按照发育分两类:胚胎成体干细胞。分化潜能分三种:全多单能干细胞。

表 17-1 干细胞的分类

分类方法	分类	说明
按发育阶段分类	胚胎干细胞	指来自囊泡内皮细胞团的胚胎干细胞核从早期胎儿原始生殖脊中分离出来的胚胎生殖细胞(EGC)
	成体干细胞	是指存在于一种已经分化组织中的、能自我更新、并能分化为特定组织的未分化细胞(图 17-1)
按分化潜能分类	全能干细胞	能够自我更新、具有分化形成任何类型的细胞的能力,发育成为一个完整个体的高分化潜能的细胞,如受精卵
	多能干细胞	具有产生多种类型细胞的能力。但失去了发育成完整个体的潜能,发育潜能收到一定限制,如造血干细胞
	单能干细胞	只能向一种类型或密切相关的两种类型细胞分化,如神经干细胞

干细胞的特征

普通细胞相比较,干细胞特征真不少。形态生化及增殖,分化特性均奇妙。

表 17-2 干细胞的特征

特征分类	特征
形态特征	多为圆形或椭圆形,体积小,核质比例大,细胞器不够发达
生化特征	①端粒酶活性较高 ②有的能表达特异性抗原、酶、中间纤维或受体等
增殖特性	①增殖速率较慢:有利干细胞对特定外界信号作出反应;减少基因突变的危险 ②增殖系统具有自稳定性:能进行自我更新,且数量稳定(不对称性分裂)

分化特性	①具有谱系限定性:处于不同发育阶段和不同组织细胞中的干细胞的分化潜能,具有严格的谱系限定性
	②具有一定的可塑
	  a. 可以人工进行细胞编程(图 17-2)
	  b. 可塑性的表现有去分化、转决定,分化和直接诱导分化(图 17-3)

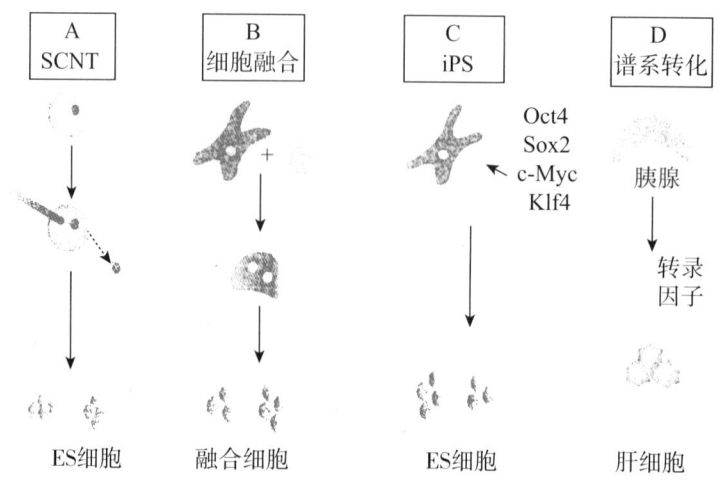

图 17-1　成体干细胞示意图

(a) 表皮组织（干细胞位于基底层）；(b) 毛囊（干细胞位于膨胀部位）；(c) 小肠隐窝子细胞；(d) 神经系统（干细胞位于室管膜或下脑室区），V，脑室区；SVC，下脑室区；E，室管膜；OB，嗅觉球）；(e) 造血系统（HSC，选血干细胞；A，脂肪细胞；M，巨噬细胞；T-L，T 淋巴细胞；B-L，B 淋巴细胞；B，嗜碱性粒细胞；E，嗜酸性粒细胞；N，中性粒细胞；Er，红细胞；P，血小板；S，基质细胞；V，静脉；Art，动脉）

图 17-2　细胞重编程的主要策略

A．体细胞核转移（SCNT）：将体细胞核注射到去核的卵细胞，在体外特殊培养条件下，可以产生胚胎干细胞（ES 细胞）；B．细胞融合：将体细胞与 ES 细胞融合，可以产生杂合细胞，具备多能 ES 细胞的一些生物学特性；C．iPS 细胞：将体细胞通过诱导表达某些特定基因转变为多能干细胞，例如导入 *Oct314*、*Sox2*、*C-Myc* 和 *Klf4* 基因可以将小鼠成纤维细胞转变为多能干细胞；D．谱系转化：例如直接将胰腺细胞转化为肝细胞。在此过程中，将一种细胞类型转化为另一种细胞的特异性转录因子是非常关键的

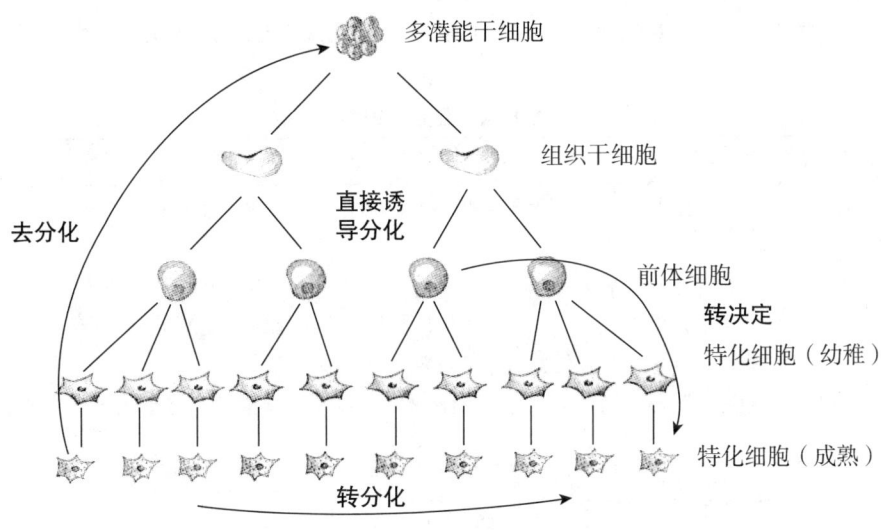

图 17-3　干细胞的可塑性

干细胞活动微环境

干细胞生活微环境，干细胞活动可调控。

表 17-3　干细胞生理活动微环境

干细胞活动微环境	说明
干细胞巢中的分泌因子	是干细胞增殖分化的调控因子
细胞间直接相互作用	是干细胞增殖分化的一种调控因素
整联蛋白和胞外基质	参与干细胞巢结构体系的形成

胚胎干细胞

胚胎干细胞在胚胎,分化实力实在高。广用研究潜力大,可惜伦理难依饶。

表 17-4 胚胎干细胞

胚胎干细胞	说明
定义	胚胎干细胞是指存在于早期胚胎中,具有多向分化潜能和较长期地进行自我更新的细胞
生物学特性	①具有原始细胞的形态和生理特征:细胞较小,核质比高,核大,细胞质结构简单,细胞表面具有阶段特异性胚胎抗原,端粒酶活性高 ②具有向3个胚层组织细胞分化的潜能
研究及应用	①用于移植治疗:可用于治疗血液及免疫系统疾病、神经系统疾病、糖尿病、修复损伤的心肌等 ②是发育生物学研究的理想体外模型 ③用于药理研究及新药开发
伦理道德争议	获取胚胎干细胞是对生命的破坏

组织干细胞

多种组织干细胞,细胞更新不可少。分化产生各细胞,一些疾病可治疗。

表 17-5 组织干细胞

组织(成体)干细胞	说明
造血干细胞	指存在于造血组织内的一类能分化生成各种血细胞的原始细胞 细胞表面标志为 CD34 利用骨髓移植或造血干细胞移植疗法可治疗白细胞
间充质干细胞	①能高水平表达成骨细胞的特征性标记——碱性磷酸酶;表面特异性抗原有 SH2、SH3、CD29、CD44、CD71、CD90 ②可分化为骨髓基质、骨、关节、肌腱、肌肉、神经和脂肪等多种组织 ③可用于治疗骨损伤和先天性骨组织畸形
其他组织干细胞	①有神经干细胞、肝干细胞、精原干细胞、胰干细胞、表皮干细胞等 ②具有自我更新能力;能分化产生不同组织细胞

干细胞与医学

疾病防治与衰老,常可涉及干细胞。

表 17-6　干细胞与医学

干细胞与医学	说明
干细胞与器官和个体衰老	衰老的细胞生物学基础是组织器官中细胞更新能力降低,而细胞更替能力降低的关键因素则是干细胞的生物学特性有不断改变的趋势,以后研究衰老,应从各种不同组织入手,评价和分析其组织特异性干细胞的功能紊乱对于衰老现象发生的贡献及其机制
干细胞与肿瘤的发生和复发	一般认为,肿瘤的发生是由于其组织中的干细胞发生突变的可能性最大,癌干细胞可分化为不同分化状态的肿瘤细胞。而且具有低增殖效率和对化学药物及射线不敏感的特性。所以经过放疗或化疗的患者,仍可能复发
干细胞与组织再生	组织再生的能力和类型与其组织中干细胞的功能行为是直接相关的
干细胞在疾病治疗中的作用	干细胞提供了可用于移植的细胞,现已用于治疗神经系统退行性疾病、血液病、恶性肿瘤,还可研究用于治疗烧伤、心脏病、糖尿病、风湿性关节炎等疾病

第十八章 细胞工程

动物细胞工程研究的内容

细胞工程技术高,可以产生新细胞。

表 18-1 动物细胞工程的主要研究内容

动物细胞工程的主要研究内容	说明
动物细胞与组织培养	主要包括细胞培养、组织培养和器官培养
细胞融合	细胞融合是指2个或2个以上的细胞合并形成一个细胞的过程,可用于生产新的物种或品系以及生产单克隆抗体
染色体工程	按需要添加、消减或替换染色体的一种技术。主要用于新品种的培育
胚胎工程	主要是对动物的胚胎进行某些人为的工程技术操作,获得人们所需要的成体动物。包括胚胎分割、胚胎融合、胚胎核移植、体外受精、胚胎培养、胚胎移植、性别鉴定、胚胎冷冻技术等
细胞遗传工程	包括动物克隆和转基因技术。转基因技术是指将外源性基因通过一定的方法和手段,整合到受体细胞染色体上,得到稳定高效表达并能遗传给后代的实验技术。转基因技术是改变生物遗传性状的有效途径,已在微生物、植物、动物上得到应用

细胞工程相关技术

细胞工程靠技术:细胞培养及融合。可以移植细胞核,基因转移方法多。

表 18-2 细胞工程的相关技术

细胞工程相关技术	说明
大规模细胞培养	
悬浮培养	细胞在培养液中呈悬浮状态的生长和增殖
固定化培养	使细胞限制或定位于特定空间位置进行培养
微载体培养	让细胞吸附于微载体表面进行生长与增殖
三维细胞培养	将具有三维结构不同材料的载体与各种不同类型的细胞在体外共同培养,可使细胞能在载体的三维立体空间结构中迁移、生长,构成三维的细胞载体复合物
细胞融合	常用:①抗药性筛选法;②营养缺陷筛选法;③温度敏感筛选法

续表

细胞工程相关技术	说明
细胞核移植	将一个细胞的细胞核移植到一个去核的卵母细胞内
基因转移	常用的方法有磷酸钙介导的 DNA 稳定转染、脂质体介导的转染、电穿孔法、病毒转染法、显微注射法等

细胞工程的应用

细胞工程广应用，制备抗体单克隆。药用蛋白可生产，细胞治疗多疾病。

表 18-3 细胞工程的应用

细胞工程的应用	说明
制备单克隆抗体	单克隆抗体具有高度特异性，它在生物医学研究、临床诊断和治疗方面得到广泛应用
生产药用蛋白	用这类方法生产药用蛋白投资少、污染少、工艺相对简单、产品特异性高（表 18-4）
细胞治疗某些疾病	
干细胞工程	可用于治疗神经系统疾病（如帕金森病）、心肌梗死、糖尿病、某些肿瘤、再生障碍性贫血及某些血液遗传性疾病等
工程化细胞的运用	采用干细胞/基因联合治疗，可用于恢复神经元功能、癌症的治疗等
组织工程	运用细胞生物学和工程学的原理，研究开展能修复或改善损伤组织的形态和功能的生物替代物，将其填入机体，恢复失去或下降的功能（人造组织或器官），如组织工程皮肤、组织工程肾脏、组织工程骨和软骨、人工工程血管、组织工程心脏瓣膜、组织工程角膜等

表 18-4 哺乳动物细胞工程生产的药用人体蛋白

药用蛋白	功能	糖基化的类型
组织型纤溶酶原激活剂（tPA）	纤维蛋白溶解剂	N-连接
促红细胞生成素（EPO）	抗贫血剂	N-连接、O-连接
凝血因子（Ⅶ、Ⅷ、Ⅸ、Ⅹ）	血液凝固剂，治疗血友病	N-连接、O-连接
促卵泡激素（FSH）	不孕症的治疗	N-连接、O-连接
白介素-2（IL-2）	抗癌、免疫调节剂	O-连接
干扰素-α（IFN-α）	抗癌、免疫调节剂	N-连接、O-连接
	抗癌、抗病毒	N-连接
干扰素-γ（IFN-γ）	抗癌、免疫调节剂	N-连接
粒细胞集落刺激因子（G-CSF）	抗癌	O-连接
单克隆抗体	治疗剂、诊断剂	N-连接

主要参考文献

1. 陈誉华．医学细胞生物学．5 版．北京：人民卫生出版社，2013．
2. 安威．医学细胞生物学．3 版．北京：北京大学医学出版社，2013．
3. 陈元晓，陈俊霞．医学细胞生物学．北京：科学出版社，2013．
4. 胡以平．医学细胞生物学．北京：高等教育出版社，2009．
5. 余从年．医学细胞生物学．北京：科学出版社，2007．
6. 胡金朝，高华．医学细胞生物学速记．北京：中国医学科技出版社，2010．
7. 陈栋梁．图表生物化学．北京：科学技术文献出版社，2014．
8. 陈栋梁，余承高．新编图表药理学．武汉：华中科技大学出版社，2012．
9. 胡以平，医学细胞生物学．北京：高等教育出版社，2009．
10. 余承高，秦达念，陈栋梁等．图表生理学．北京：中国协和医科大学出版社，2007．